Andreas Winter

Nikotinsucht – die große Lüge

Warum Rauchen nicht süchtig macht und Nichtrauchen so einfach sein kann!

Mit Video-Coaching zum Download

Haben Sie Fragen an Andreas Winter?
Anregungen zum Buch?
Erfahrungen, die Sie mit anderen teilen möchten?

Nutzen Sie unser Internetforum:
www.mankau-verlag.de

mankau

Bibliografische Information der Deutschen Nationalbibliothek
Die Deutsche Nationalbibliothek verzeichnet diese Publikation in der Deutschen Nationalbibliografie; detaillierte bibliografische Daten sind im Internet über http://dnb.d-nb.de abrufbar.

Andreas Winter
Nikotinsucht – die große Lüge
Warum Rauchen nicht süchtig macht und
Nichtrauchen so einfach sein kann!
ISBN 978-3-86374-080-1
3. Auflage 2021 (1. Auflage 2013, 2. Auflage 2016)

Mankau Verlag GmbH
D-82418 Murnau a. Staffelsee
Im Netz: www.mankau-verlag.de
Internetforum: www.mankau-verlag.de/forum

Lektorat und Endkorrektorat: Dr. Thomas Wolf, MetaLexis
Gestaltung Umschlag: Andrea Barth, Guter Punkt GmbH & Co. KG
Gestaltung Innenteil: Sebastian Herzig, Mankau Verlag GmbH

Druck: Druckerei C. H. Beck, Nördlingen

FSC www.fsc.org
MIX
Papier aus verantwortungsvollen Quellen
FSC® C019821

Inhalt

Vorbemerkung

Warum Rauchen nicht süchtig macht und Nichtrauchen so einfach sein kann!

Sie möchten aufhören zu rauchen und fürchten, daran zu scheitern? Sie glauben, es wäre eine anstrengende Quälerei, nicht mehr zu rauchen, und haben Angst, nervös zu werden und zuzunehmen? Am liebsten würden Sie hin und wieder mal eine Zigarette mitrauchen können, ohne rückfällig zu werden? Sie wissen, dass Sie eigentlich weder dumm noch süchtig sind, und wünschen sich einen „Klick im Kopf“, damit es endlich mit dem Nichtrauchen klappt?

Herzlichen Glückwunsch! Hier sind Sie richtig!

Ich zeige Ihnen eine Seite Ihres eigenen Verhaltens, die Sie bislang vielleicht noch nie betrachtet haben. Es geht um die Psychologie des Rauchens. Doch erschrecken Sie nicht, „Psyche“ bedeutet nicht, dass ich Sie zum Psychiater schicken möchte, und „Psychologie“ heißt nicht gleich „Manipulation“. Mir geht es darum zu zeigen, was ein Raucher denkt, bevor er sich einen Glimmstängel anzündet. Ist dieser Gedanke bewusst, bleibt die Kippe kalt, denn „denkst du anders – rauchst du anders“. Qualmfreiheit ohne Abstinenz ist das Ziel.

Gestatten Sie mir noch ein paar Fragen: Wie viele Zigaretten am Tag rauchen Sie, um am Leben zu bleiben? Glauben Sie, Nichtraucher dürften niemals an einer Zigarette ziehen, da sie sonst sofort „süchtig“ würden? Dürften Sie als Ex-Raucher eigentlich gar keinen Tabakqualm mehr einatmen, um ja nicht rückfällig zu werden? Auch nicht passiv und versehentlich?

Machen diese Fragen Sie nachdenklich?

Sie werden erfahren, warum Sie tatsächlich rauchen – es ist bei nahezu jedem Menschen der gleiche Grund. Mit diesem

Wissen befreien Sie sich allein durch eine Erkenntnis vom Rauchzwang! Bereits während Sie dieses Buch lesen, können Sie sich in einen Optionsraucher verwandeln – das ist ein Nichtraucher, der rauchen kann, wenn er möchte, es aber nicht muss. Ziel dieses Buches ist Ihre Entscheidungsfreiheit und Unabhängigkeit in Bezug auf Zigaretten.

Was Ihnen zunächst noch unglaubwürdig erscheint, ist das Ergebnis von mehr als zwei Jahrzehnten meiner Arbeit als Coach. Ich als Diplom-Pädagoge verhelfe Menschen aus aller Welt zu einer bestimmten Erkenntnis – das ist der „Klick im Kopf", von dem ich sprach – um den Zwang zum Rauchen zu durchbrechen.

Herunterladbare Video- und Audio-Datei – zur sofortigen praktischen Umsetzung!

Unter der Internetadresse www.sofortrauchfrei.de/videos können Sie eine Video-Datei abrufen. Das darauf enthaltene Coaching wirkt auf andere Gehirnzentren als der gelesene Buchtext. Sie erweitern die beim Lesen geschaffenen neuronalen Verschaltungen um den „Gefühls-Anteil" und können viel einfacher all das umsetzen, worum es in diesem Buch geht. Sie „beauftragen" Ihr Unterbewusstsein mit der Umsetzung – und nicht mühevoll Ihren Verstand! Sehen Sie sich das Video nach der Lektüre des Buches ganz bewusst an.
Im Video erfahren Sie auch, wo Sie das Audio-Coaching aus dem Vorgängerbuch „Nikotinsucht – der große Irrtum" gegen einen geringen Obulus erwerben können; es enthält eine Traumreise, mit deren Hilfe Sie binnen weniger Minuten zum Nichtraucher werden können.

I. Der Ansatz

Warum rauchen Sie?

Ich möchte Ihnen eine experimentelle Frage stellen: Wenn man Sie als Raucher im Labor dazu zwingen würde, innerhalb von zehn Minuten drei Zigaretten zu rauchen, derweil man Ihre Züge beobachtet und protokolliert, Ihren Blutdruck misst und Ihre Lungen abhört, würde Ihnen das ein Gefühl der Erleichterung verschaffen? Wahrscheinlich nicht, oder? Obwohl eine einzige heiß ersehnte Zigarette Sie bislang immer „auf den Teppich" zurückgeholt hat, wenn Sie unter Druck standen. Drei Zigaretten hintereinander müssten Sie in den gelassensten Menschen der Welt verwandeln. Warum wäre das aber in unserem Experiment wohl nicht der Fall? Weil es beim Rauchen nicht um die Zigarette geht, sondern um *den Grund, warum Sie rauchen.* Es geht nicht um Nikotin oder andere Giftstoffe, es geht um Entscheidungsfreiheit! Unter Zwang einfach Zigaretten zu rauchen bringt gar nichts! Das erklärt, warum Sie sich nicht bei jeder Zigarette erleichtert und entspannt fühlen, sondern nur in bestimmten Situationen. Die meisten Zigaretten am Tag raucht ein Raucher rein vorsorglich, bevor der Druck zu groß wird. Ich behaupte, man raucht für ein Gefühl!

Dieses Gefühl ist meist nicht bewusst, sondern unterbewusst. Doch man kann es bewusst machen und damit steuern. Und das ist der Schlüssel zur Rauchfreiheit nach Wahl! Hierfür brauchen Sie weder Disziplin noch komplizierte Anleitungen.

Erinnern Sie sich an Ihren allerersten Zug an einer Zigarette. Wie alt waren Sie da? Waren Sie dabei allein oder mit jemandem zusammen? Wie haben Sie sich dabei gefühlt? Wenn Sie noch ein Kind oder Teenager waren, werden Sie sicherlich ein etwas schlechtes Gewissen gehabt haben. Vielleicht haben Sie sogar etwas Stolz empfunden, weil Sie „es geschafft" haben zu rauchen, ohne dabei tot umzufallen oder sich in die Hose zu machen. Aber ganz sicher hatten Sie nicht das gleiche Gefühl, welches Sie heutzutage verspüren, wenn Sie sich eine Zigarette angezündet haben. Das Erleichterungsgefühl, die Stressberuhigung, wegen der Sie mittlerweile rauchen, *konnten* Sie als Kind nicht haben, weil Sie diese Wirkung erst *erlernen* mussten. Diese Wirkung wird nicht durch Zigarettenqualm erzeugt. Da staunen Sie, stimmt's? Die Wirkung, wegen der Sie im Winter bei minus 10 Grad auf den Balkon gehen, wegen der Sie um 23 Uhr im strömenden Regen zum Automaten an der Ecke laufen und für die Sie sich in Gaststätten, Flughäfen und an Bahnhöfen wie ein Aussätziger erniedrigen lassen, *machen Sie selbst* – und Sie geben dafür auch noch Geld aus! Diese Wirkung ist das Gefühl von Mündigkeit, also Selbstbestimmtheit, Sicherheit, Entscheidungsfreiheit. Dieses Erleichterungsgefühl kommt dadurch zustande, dass Sie sich beim Rauchen für einen Moment erlauben, etwas zu tun, bei dem Sie niemand stören kann.

Sich zurückziehen und dabei unverletzlich fühlen, darum geht es. Hierbei wird ein bestimmter Bereich in Ihrem Gehirn entlastet, der sich um Erwartungsdruck kümmert. Um eine selbst erzeugte Wirkung zu erzielen, müssen Sie kein Geld ausgeben. Genauso könnten Sie auch Geld für das grüne Licht einer Verkehrsampel ausgeben, damit Ihr Auto fährt; diese Investition können Sie sich sparen, sobald Sie herausgefunden haben, dass Ihr Auto nicht wegen des grünen Lichts fährt, sondern weil Sie *aufs Gaspedal treten*. Sobald Sie genau wissen, warum Sie sich beim Zug an einer Zigarette gut fühlen und wie Sie das gemacht haben, brauchen Sie keine Zigaretten mehr, sondern nur noch die Wirkung aufzurufen. Wenn Sie zudem noch wissen, dass der Nichtraucher diese Wirkung ebenfalls braucht und erzeugt – aber eben ohne Zigarette und nicht erst dann, wenn „der Kessel pfeift", sondern rechtzeitig, dann sind Sie absolut frei – ein Optionsraucher, der nicht raucht, wenn er nicht will.

Das wirklich Schwierige an meinem Rauchercoaching, mit dem es sogar Kettenrauchern gelang, innerhalb eines einzigen Tages zum gut gelaunten Nichtraucher zu werden, ist für mich, einem Menschen begreiflich zu machen, warum es so banal einfach ist, auf die Zigarette zu verzichten. Denn fast alle Raucher denken, man wäre erst dann ein Nichtraucher, wenn man niemals wieder raucht. Zu groß war die Gehirnwäsche der Medizinindustrie, die im Auftrag und in Zusammenarbeit mit den Tabakkonzernen uns seit Mitte des letzten Jahrhunderts einredet, Nikotin mache süchtig und es sei schwierig, das Rauchen aufzugeben. Dabei verspüren Sie in bestimmten Situationen stundenlang kein Verlangen nach Nikotin. Leider ist der Glaube an die Halbgötter im weißen Kittel oftmals größer als das Vertrauen in sich selbst. Damit sollten wir zuvor etwas aufräumen, wenn Sie (rauch-)frei sein wollen.

Zur wissenschaftlichen Vorgehensweise in diesem Buch

Kritische Forschung ist unabdingbar für den Fortschritt, so glaube ich. Ohne Forschung tritt eine Gesellschaft auf der Stelle und wird sich nur schwerlich weiterentwickeln. Zur Forschung gehört allerdings nicht nur Wissensdurst oder eine Notwendigkeit, sondern auch immer eine gehörige Portion Mut. Es ist der Mut des Forschers, an die Öffentlichkeit zu gehen und zu publizieren, was er herausgefunden hat, selbst wenn seine Erkenntnisse noch so sehr der bisherigen Denkweise widersprechen mögen. Dieser Widerstandsgeist ist ein soziologisches Phänomen, welches sich „Systemträgheit" nennt. Es besagt, dass Veränderungen in großen Systemen nur ganz allmählich stattfinden. Diese Trägheit verhindert oftmals den Fortschritt aus ideologischen Gründen und kann durchaus sehr vehemente und unreflektierte Widerstände in der Allgemeinheit erzeugen. Um diese Widerstände möglichst gering zu halten, möchte ich Ihnen meine wissenschaftliche Vorgehensweise und meinen Anspruch erklären.

Ich bin von meiner akademischen Ausbildung her Diplom-Pädagoge. Diese geisteswissenschaftliche Disziplin beschäftigt sich u. a. mit der Frage: „Wie lernt der Mensch?" Dabei geht es immer nur um geistige Prozesse, nie um mechanische, chemische oder medizinische. „Information" und ihre Auswirkungen sind der Gegenstand der Untersuchung. Meiner Forschung liegen also keine Experimente mit Laborratten und Reagenzgläsern zugrunde, sondern die komplexe Realität des Alltags. Das streng wissenschaftliche Vorgehen verlangt, dass die zugrunde liegenden Faktoren so lange auf

Kausalitätsbeziehungen untersucht werden, bis sich eine Gesetzmäßigkeit ableiten lässt – und die muss für alle gelten! Forschungsergebnisse müssen reproduzierbar, aber auch in der Praxis anwendbar sein.

Eine Gesetzmäßigkeit erkennen Sie daran, dass sie keine Ausnahmen, keine Widersprüche und keine Paradoxien zulässt und Allgemeingültigkeit besitzt. Nur was unter tatsächlichen Lebensbedingungen beobachtbar und wiederholbar ist, halte ich für geeignet, um daraus allgemeingültige Schlüsse zu ziehen. So lässt sich beobachten, dass es Menschen gibt, bei denen sich nach Auflösung einiger Glaubenssätze die Lebensweise völlig umgestellt und damit ein medizinisch diagnostizierbarer Gesundungsprozess eingesetzt hat.

Es lässt sich beobachten, dass ein Raucher durch bloßes Erkennen seiner Konsummotivation wieder unabhängig und gesünder werden kann! Man muss nur die diesem Prozess zugrunde liegenden Faktoren isolieren.

Was dies für die Praxis und die Betroffenen bedeutet, wollen wir nun klären. Denn es geht um nichts weniger als die Vitalität und Lebensqualität, die Gesundheit und das Leben von mehreren Millionen Menschen jährlich, die mit der passenden Therapie von einem Zwang befreit werden könnten. Wir beraten in unserem Institut seit vielen Jahren Hunderte von Menschen, bei denen herkömmliche therapeutische Verfahren weder Einsichts- noch Verhaltensänderungen, geschweige denn Symptomlinderung bewirken konnten. Dennoch lässt sich bei einer beeindruckenden Vielzahl unserer Kunden beobachten, dass nur ein einziges Analysegespräch eine bahnbrechende positive Wende im Leben bewirken kann.

Wenn sich bei nur einem einzigen Menschen das sofortige Verändern des Rauchverhaltens beobachten lässt, dann ist die Wissenschaft dazu verpflichtet herauszufinden, welche Bedingungen zu diesem Effekt geführt haben, diese zu isolieren und damit der Allgemeinheit verfügbar zu machen. Der Zweifel muss dem Fortschritt dienen, so behaupte ich und appelliere damit an alle Zweifler, Kritiker und Widerstandsgeister, meine Beobachtungen, meine Thesen und meine Forschungsergebnisse kritisch an sich selbst zu überprüfen.

Sind Sie skeptisch? Gut! Von einigen meiner Kunden höre ich:

„Herr Winter, ich hoffe ja, dass Sie mir helfen können, aber Sie müssen wissen, ich bin sehr skeptisch. Eigentlich glaube ich nicht an so was!“

Und mit „so was“ meinen sie dann meistens das, was sie für „Esoterik“ halten. Abgesehen davon, dass Pädagogik keine Esoterik ist, sondern ein wissenschaftlicher Fachbereich, sage ich dann:

„Wenn Sie wirklich skeptisch wären, wären Sie niemals zum Dauerraucher geworden. Leider haben Sie unreflektiert, wie ein kleines Kind, geglaubt, was man Ihnen sagte, ohne je darüber nachzudenken, ob es wahr ist oder nicht. Sie glauben, es wäre schwierig, vom Rauchen loszukommen, glauben, Sie brauchten Zigaretten, glauben, man werde nervös und fett, wenn man mit dem Rauchen aufhört. Das alles stimmt aber doch gar nicht für jeden Menschen. Ich befreie Sie in unserem Gespräch einmal von dem ganzen Unsinn, den Sie geglaubt haben – und dann sind Sie frei! Doch hierzu benötige ich Ihre ganze Skepsis.“

Natürlich klingt das provokant, aber irgendwie muss ich meine Kunden ja wachrütteln, denn es geht um ihre Lebensqualität. Stellen wir also ein paar wirklich kritische Fragen:

Viele Fragen – eine Antwort

- Wieso werden Passivraucher von dem Nikotinqualm eigentlich nicht süchtig?
- Warum gibt es so viele Methoden der Nikotinentwöhnung, doch keine davon ist zuverlässig?

Vielleicht haben Sie selbst bereits von Menschen gehört, die jahrelang geraucht haben und von jetzt auf gleich damit aufgehört haben, ohne Entzugserscheinungen zu bekommen. Wie soll das gehen, wenn Rauchen doch süchtig macht?

Noch ein paar Fragen gefällig?

- Wieso geben die Hersteller von Zigaretten derzeit allein in Deutschland mehr als 300 Millionen Euro für Werbung aus; für einen Artikel, der knapp 5 Euro kostet und nur etwa 60 Cent an Reingewinn bringt?
- Wieso befriedigt das bloße Einatmen von Zigarettenqualm keinen Raucher und warum spürt ein Passivraucher nicht ebenso die angeblich so angenehme und suchterzeugende Wirkung von Nikotin?
- Warum kann jeder Kettenraucher stundenlang ruhig schlafen, ohne von Entzugserscheinungen wach zu werden?
- Warum wirkt eine Zigarette auf die einen Raucher beruhigend, auf die anderen anregend und auf viele Nichtraucher abstoßend?
- Warum wird mancher Raucher gereizt und nervös, wenn er einige Zeit nicht raucht – außer er befindet sich in einer Situation, in der er sich ausgesprochen wohlfühlt?
- Warum entwickeln in Laborversuchen einige Ratten Suchtverhalten, andere nicht?

→ Wie kann es sein, dass ich in meiner Praxis seit dem Jahr 2002 Hunderte von langjährigen Rauchern nach einem zwei- bis dreistündigen Analyse- und Aufklärungsgespräch als Nichtraucher wieder entlasse, obwohl diese vorher felsenfest glaubten, sie wären süchtig?

Meine Antwort kennen Sie bereits: *weil Rauchen gar nicht süchtig macht.*

So erklärt sich plötzlich das Unerklärliche. Alle Paradoxa lösen sich quasi in Luft auf – etwa warum kein Raucher nachts durch Entzugserscheinungen wach wird, warum das bloße Einatmen von Tabakqualm (etwa als Passivraucher in einer Kneipe) nicht die Sucht befriedigt und auch warum die herkömmlichen Methoden zur Raucherentwöhnung allesamt auf Abstinenz (Enthaltsamkeit) angewiesen sind.

Der vermeintliche Zwang zum Rauchen ist angelernt – eine reine „Kopfsache", die von jedem Raucher sofort rückfallfrei beendet werden kann – wenn er weiß, warum er raucht. Ich glaube, Sie werden absichtlich belogen, damit Sie nicht auf die dumme Idee kommen, das Rauchen aufzugeben und gesund zu sein. Denn sonst hätten zwei multinationale Industriezweige plötzlich ein ganz großes Problem. Es sind die Tabakindustrie und die Medizinindustrie, die beide kein Interesse an Ihrer Entscheidungsfreiheit und Unabhängigkeit haben.

Aber um das Phänomen „Sucht" sachlich zu diskutieren, brauchen wir zunächst ein wenig begriffliche Klarheit.

Eine neue Suchtdefinition ist überfällig

Mit kritischem und gesundem Menschenverstand kann jeder Mensch darauf kommen, dass Nikotin nicht süchtig machen kann, denn sonst würde jeder Raucher nachts mit Entzugserscheinungen wach werden, sobald sein Nikotinspiegel abgesunken ist – das ist beispielsweise bei Heroin immer der Fall.

Doch genau dieser gesunde Menschenverstand scheint wirtschaftlich nicht erwünscht zu sein, denn wenn jeder Raucher plötzlich nicht mehr täglich sein Geld zum Fenster heraus und den Zigarettenherstellern in den Rachen wirft, und dabei überdies sogar gesund bleibt, brechen die Umsätze zweier Industriezweige ein: Tabak und Medizin – oder haben Sie gedacht, die Hersteller von Zigaretten oder Medikamenten wären Ihre Freunde?

Um den Teufel bei den Hörnern zu packen, müssen wir uns zunächst aus seiner Zwickmühle befreien, und das ist die Suchtdefinition der WHO, an der sich alle anderen Definitionen orientieren. Diese besagt nämlich sinngemäß:

Eine Sucht könne sich sowohl körperlich als auch psychisch niederschlagen und führe zu einem Zwang, Substanzen zu konsumieren.[1]

Diese Formulierung ermöglicht es, jede Art von Zwangsverhalten medikamentös zu behandeln, selbst wenn es für jeden Geisteswissenschaftler, zu denen ich gehöre, kristallklar ist, das hier ein unterbewusst erlerntes Verhalten für den Zwang sorgt und nicht etwa eine biologische Abhängigkeit.

1) Den genauen Wortlaut der gängigen Definitionen finden Sie im Anhang dieses Buches.

Ich fordere daher auf, zu differenzieren und präzise zu formulieren:

Eine physische (körperliche) Sucht ist *eine erworbene Substanzabhängigkeit zur Erhaltung physiologischer Funktionsvorgänge. Eine psychische Sucht ist ein chronisch wiederkehrendes Befriedigungsverlangen.*

Auf Deutsch: Der Körper braucht Stoffe zum Leben, die Psyche braucht Wirkungen zum Glücklichsein. So einfach ist das!

Der Körper kann nur nach etwas süchtig sein, das er zum Leben braucht. Diese Substanz muss nach Suchterwerb fortan von außen zugeführt werden.

Die Psyche hingegen *kann gar nicht süchtig werden,* denn sie braucht zur Befriedigung ein bestimmtes *Gefühl* (eine Information) und *keine Substanzen.*

Wenn die Sucht tatsächlich, wie bislang vermutet, kausal von den Inhaltsstoffen einer Zigarette abhinge, könnte sie folglich mit körperlich wirksamen Methoden (Medikamente, Hilfsstoffe, Ersatzprodukte) bekämpft und aufgelöst werden. Das ist der Grund, warum so gut wie alle Verhaltenszwänge, die laut dieser „Gummidefinition" zu Süchten erklärt werden, wie etwa Spielsucht, Sexsucht, Esssucht, Internetsucht, Sammelsucht oder auch Alkoholsucht niemals durch Medikamente oder Abstinenz aufgelöst werden können.

Als *aufgelöst* kann eine Sucht nur dann gelten, wenn beim Süchtigen nach der Behandlung der gleiche Status wie beim Nichtsüchtigen hergestellt ist. Das heißt, wenn ein 16-Jähriger eine Zigarette rauchen kann und danach nicht automatisch weiterraucht, dann muss das bei einem 60-Jährigen, der jahrzehntelang gequalmt hat, auch klappen. Und es klappt auch, allerdings nicht mit Abstinenz oder einer Tablette. Das Ziel der wirtschaftlichen Interessen des Medizinsystems besteht offenbar darin, einen Menschen zum Patienten zu erklären, um ihn dann ein Leben lang mit Angst an Medikamente zu binden.

Dass eine Definition, die jahrzehntelang als „wahr" galt, aufgrund neuer Forschungsergebnisse und Erkenntnisse abgeändert oder gar revidiert werden muss, ist zum Glück nichts Neues. So wurden beispielsweise die WHO-Definitionen von „Krankheit", „Gesundheit" und „Geisteskrankheit" mehrmals umformuliert. Die Definition von „Sucht" erfuhr in den letzten Jahrzehnten ebenfalls einige Modifikationen, sodass sogar Fachleute nicht immer den letzten Stand berücksichtigen. Da sich aufgrund unterschiedlicher Suchtdefinitionen immense Widersprüche, Paradoxien und nicht zu erklärende Ausnahmen ergeben, wird es Zeit, dass wir eine weitere Aktualisierung an der bestehenden Definition von „Sucht" vornehmen. Allein hierdurch könnte künftig die wenig aussichtsreiche medikamentöse Behandlung von Rauchern genauso der Vergangenheit angehören wie die Behandlung von Cholera mit einem Aderlass.

Der Weg dorthin ist nicht weit. Noch nicht einmal radikales Umdenken ist erforderlich, um hinter das Geheimnis der vermeintlichen Sucht zu kommen. Hier ist lediglich Ihre Offenheit gefordert – und da Sie ja weniger oder gar nicht mehr rauchen möchten, haben Sie einen guten Grund, alte Standpunkte und Glaubenssätze zu prüfen. Sehen wir uns also im nächsten Schritt einmal an, was eine Zigarette genau ist, und beginnen wir mit ihrer Bedeutung für den Menschen.

Der Unterschied zwischen Körper und Geist

Um noch genauer zu verstehen, warum uns dieses Verlangen wie eine Sucht vorkommt, wie es genau zustande kommt und worin sich eine körperliche Sucht von einem erlernten Verhalten unterscheidet, müssen wir zwischen Körper und Geist unterscheiden. Das hat übrigens nichts mit „Esoterik" zu tun, falls Sie das denken sollten. Nur weil sie sich etwas mit Psychologie vertraut machen, heißt das noch lange nicht, dass es hier nicht mit wissenschaftlicher Exaktheit zuginge. Doch wird dieser Körper-Geist-Dualismus häufig abgelehnt. Es heißt immer, Körper und Geist bzw. Leib und Seele wären eine untrennbare Einheit. Dem stimme ich absolut nicht zu.

Die Medizin versucht beispielsweise, die Ursache geistiger Störungen, wie etwa Phobien oder Depressionen, im Gehirn zu lokalisieren und mit Medikamenten zu behandeln. Das Gehirn ist aber ein *Organ* und nicht ein Teil des Geistes, und Medikamente sind Substanzen und gehören daher ebenso in den Bereich des *Körperlichen*. Der Geist, die Psyche, die Seele, oder wie auch immer Sie es nennen mögen, ist immateriell, also *nicht körperlich*. So wie ein Computerprogramm, ein Kochrezept oder ein Lied ebenfalls nicht aus Materie bestehen, sondern aus *Information*.

Man kann Immaterielles nicht mit materiellen Eingriffen verändern. Man kann die Psyche nicht durch Substanzen beeinflussen, sondern nur durch die *Wirkung* der Substanzen – das ist nicht dasselbe. Welchen gewaltigen Unterschied diese Kleinigkeit ausmacht, sehen Sie am Beispiel Geld: Möchten Sie sich ein Auto kaufen, brauchen Sie nicht etwa ein Bündel bedrucktes Papier, sondern das, was es bedeutet. Hierfür ist noch nicht einmal tatsächliches Papier nötig – Ihre Unterschrift unter einer Zahl reicht. Haben Sie jedoch Durst, wird dieses körperliche Bedürfnis durch nichts anderes als Wasser gestillt. Weder ein Bild noch der Gedanke an Wasser würde reichen, um das Verlangen zu befriedigen. Braucht Ihr Körper das Gift einer Zigarette, wenn Sie das lange Warten auf den Bus als langweilig empfinden? Nein! Sie brauchen ein Mittel gegen Langeweile, etwa ein Gespräch mit einer attraktiven Person.

Halten wir fest: Geist und Körper verhalten sich zueinander wie die Software eines Computers zur Hardware oder wie eine Sinfonie zum Orchester. Beide sind in ihrer Entfaltung aufeinander angewiesen, aber in ihrer *Existenz* voneinander völlig unabhängig und folgen ihren eigenen Gesetzmäßigkeiten.

Ich behaupte: Der Griff zur Zigarette unterliegt keiner Sucht, sondern schlicht und einfach einer *Symbolik*, einer *Informationsverknüpfung*. Diese ist zuweilen derart komplex, dass sie ein körperlich spürbares Gefühl erzeugt. Gefühle, das sind komplexe oder reichhaltige Gedankenimpulse, also riesige Datenmengen im Gehirn. Hierdurch können Bereiche des Körpers (Muskeln, Drüsen) über Nervenfasern angesteuert werden.

Wir Menschen sind in der Lage, aufgrund unserer Intelligenz, unserer *Verknüpfungsfähigkeit*, aus allem ein Symbol zu machen.

Sie werden in diesem Buch noch sehr viel über Symbole erfahren und damit künftig Ihre Welt mit ganz anderen Augen sehen. Ich sagte bereits: Dieses Buch wird Ihr Leben verändern, denn nicht nur eine Zigarette ist ein Symbol, auf das Sie locker verzichten können, wenn Sie die Bedeutung/Wirkung selbst erzeugen können.

Von der Macht der Symbole

Was verstehen wir überhaupt unter einem Symbol? Das Wort leitet sich vom griechischen „symballein“ ab und bedeutet „zusammenwerfen“.

Ein Symbol besteht aus mindestens zwei Informationen, die in einen gemeinsamen Zusammenhang gebracht (verknüpft) wurden und mit ihrer Bedeutung aufeinander verweisen. Je nach Anwendungsgebiet steht die eine Bedeutung dabei stellvertretend für die andere und löst entsprechende Reaktionen aus. Meist erhalten Symbole aber einen Bedeutungsüberschuss, der auf tiefer liegende oder verborgene Zusammenhänge hindeutet.

Interessanterweise gibt es in unserer modernen Welt der Industrienationen ein Vielfaches mehr an Symbolen als in der Welt etwa der vorchristlichen Kelten, der nordamerikanischen Indianer oder der ostafrikanischen Massai zusammen. Jede rote Ampel, jedes Läuten einer Schulklingel und jedes Glas Champagner ist ein Symbol (rote Ampel = Anhalten, Schulglocke = Pause, Champagner = Reichtum). Eine Zigarette verweist symbolisch, ich sagte es bereits, auf Mündigkeit.

Halten wir fest: *Symbolik* bedeutet, wir haben das Original mit etwas Zusätzlichem verknüpft, „zusammengeworfen“, sodass das Gefühl oder Verhalten eines Menschen oft nicht aus dem resultiert, womit er sich gerade bewusst beschäftigt, sondern daraus, was unterbewusst damit verknüpft ist.

Oder glauben Sie etwa, dass ein Raucher raucht, weil er gerne Gift einatmet, dessen Wirkung er ja noch nicht einmal bemerkt? Ich werde Ihnen später noch genauer erläutern, dass Sie die Gifte noch nicht einmal spüren.

Eine Ansichtskarte vom letzten Urlaubsort kann beispielsweise ein solches Symbol sein. Wir sehen uns die Karte an und erinnern uns an die paradiesische Ruhe oder den Spaß, den wir dort hatten, und erzeugen dadurch mehr oder minder das gleiche Gefühl, welches wir an dem Ort im Urlaub verspürten.

Ein weiteres Symbol ist die Swastika, besser bekannt als das Hakenkreuz. Für viele fernöstliche oder indische Kulturen ist es ein uraltes Symbol für Heilung und Gesundheit. Stellen Sie sich bitte einmal vor, Sie kämen nach Hause und fänden an Ihrer Wohnungstür ein mit Kreide aufgemaltes Hakenkreuz – Sie würden sich wahrscheinlich unangenehm berührt fühlen. Dabei sind es doch nur ein paar abwaschbare Striche, oder?

Falsch, ein Kreuz ist eben mehr als nur seine Striche. Es bedeutet etwas, das nichts mit seiner Daseinsform an sich zu tun hat – aber eben nur für die Menschen, die diese Zusatzinformationen auch damit verknüpft haben. Ein Symbol entfaltet seine Wirkung mittels seiner Bedeutung. So wollte vielleicht nur Ihr indischer Nachbar mit dem Kreidesymbol Ihr Heim segnen und beschützen, derweil Ihnen angesichts der mutmaßlichen Schmierereien irgendwelcher Nazi-Glatzen vor Wut fast der Kragen platzt, hingegen ein Erstklässler Ihnen wiederum erklären würde, dass „das Fenster" an der Tür nicht ordentlich gemalt ist.

Es gibt unzählige Symbole in unserem Alltag: Eine Armbanduhr kann ein Statussymbol sein, die Farbe des Lichts an einer Ampel ist für einen Verkehrsteilnehmer mehr als nur bunte Beleuchtung – sie fordert ihn zum Anhalten oder zum Weiterfahren auf. Auch das Trinken von Champagner ist ein

Symbol: Er dient nicht allein zum Durstlöschen oder Betrinken, sondern kann zusätzlich einen hohen Vermögensstatus sowie eine gewisse Kultiviertheit symbolisieren (was ja nicht unbedingt der Realität entsprechen muss – auch Rüpel und Schnorrer können sich Champagner besorgen und trinken, um an dessen symbolischer Wirkung teilzuhaben).

Wie ein Symbol überhaupt zustande kommt, ist übrigens seit fast 100 Jahren erforscht – und Ihr Arzt hat es sogar studiert; Reiz-Reaktionsverknüpfungen sind Basiswissen in der allgemeinen Psychologie und sind damit ein Bestandteil der medizinischen Ausbildung.

1920: Ein Hund liefert den Hinweis

Das zwanghafte Verlangen nach einer Zigarette ist die Folge einer autogenen (selbsterzeugten) multifaktoriellen Konditionierung. Eine Konditionierung ist eine Informationsverknüpfung, also ein Symbolkomplex, der nicht bewusst ist. Laut Definition kann einem natürlichen, meist angeborenen Reflex künstlich ein neuer, bedingter Reflex hinzugefügt werden.

Vielleicht kennen Sie die Geschichte mit dem so genannten Pawlow'schen Hund? Der russische Forscher und Nobelpreisträger Iwan Pawlow (1849 – 1936) stellte bereits zu Beginn des letzten Jahrhunderts fest, dass immer wenn er seine Laborhunde füttern wollte, die Tiere ganz freudig erregt auf und ab sprangen und sich auf das Futter freuten, noch bevor er die Näpfe gefüllt hatte. Klar, jeder Hundebesitzer weiß, dass das Dosenöffnergeräusch das Lieblingslied eines jeden Hundes ist. Doch Iwan Pawlow untersuchte diese Beobachtung einmal wissenschaftlich und schlug, kurz bevor er den Tieren etwas zu fressen gab, – „ping!“ – ein kleines Glöckchen an. Dies setzte er drei Wochen lang täglich fort und kontrollierte dabei, wie die körperliche Reaktion der Hunde auf das Glöckchen ausfiel. Dazu maß er in einem kleinen Röhrchen den Speichelfluss des Tieres, eine Reaktion auf das zu erwartende Futter. Anfangs reagierten die Hunde auf den Ton nicht mit Speichelfluss. Mit dem Glockenton wurde noch nichts Weiteres verknüpft. Doch nach bereits drei Wochen ließ sich beobachten, dass die Hunde schon allein auf den Glockenton mit Speichelfluss reagierten. Der Körper des Hundes zeigte eine Reaktion. Pawlow hatte nur das Glöckchen angeschlagen und gar kein Futter ausgeteilt, und trotzdem bekamen die Hunde Speichelfluss – eine Verknüpfung zwischen Glöckchen und Futter hatte stattgefunden. Den Tieren lief das Wasser im Mund zusammen, weil sie erwarteten, es gäbe gleich etwas zu fressen. Bemerkenswert dabei ist, dass Speichelfluss eine Reaktion des vegetativen Nervensystems ist, die weder ein Hund noch ein Mensch mit noch so viel Willenskraft erzeugen kann – sie wird durch ein unterbewusstes Gefühl hervorgerufen.

Die Wissenschaft nennt dies eine bedingte (konditionierte) Reaktion. Mit anderen Worten: Ein Verhalten wurde durch den zweiten Reiz einer nicht kausal begründeten Wenn-dann-Beziehung ausgelöst.

Für die Hunde wurde durch das stetige Zusammentreffen zweier Reize (Futter und Glockenton) ein Symbol erzeugt! Nicht wegen des Tons, sondern aufgrund der damit verknüpften Erwartung des Futters reagierten sie mit Speichelfluss.

Und ähnlich sind wir Menschen auch. Da wir bekanntlich über eine höhere Intelligenz als Hunde verfügen, sind wir noch wesentlich verknüpfungsfähiger, sodass wir die entferntesten Dinge in langen Assoziationsketten miteinander verbinden können.

Wir brauchen nur eine Information (Zigarette) so lange mit einer anderen Information (Erleichterung) in Beziehung zu setzen, bis wir nach einer Weile (unbewusst) keinen Unterschied mehr in der Bedeutung (Wirkung) machen. Die Hersteller wissen, Rauchen gilt als ein Symbol für Freiheit und Selbstbestimmung. Je öfter in Werbebotschaften Freiheit, Reichtum, Freizeit, Spaß und intellektuelle Überlegenheit in Zusammenhang mit Zigaretten kommuniziert wird, desto wirksamer ist das Symbol. Seit Anfang des letzten Jahrhunderts weiß man also, dass ein Symbol eine körperliche Reaktion auslösen kann – doch Ihr Arzt glaubt, es wäre das Nikotin, weshalb Sie rauchten.

Warum so viel werben, wenn angeblich eine Sucht vorliegt?

Dies erklärt, warum die deutsche Tabakindustrie jährlich weit über 300 Millionen Euro für Werbung ausgibt (das sind etwa 10 Prozent der gesamten Werbeausgaben in Deutschland!). Man muss so viel werben, damit der Raucher überhaupt weiß, was er fühlen soll, wenn er dieses Gift einatmet. Ohne diese Information würde ein gewohnheitsmäßiger Raucher bald nichts mehr von der Wirkung einer Zigarette spüren (genau wie ein Passivraucher). Die in der Werbung dargestellten Gefühle haben hier die Funktion des Futters, die Zigarette entspricht dem Glockenton und wann immer ein konditionierter Mensch raucht, fühlt er sich so, wie es ihm die Werbung vorgemacht hat. Durch emotionales Marketing wird das Symbol Zigarette aufgeladen und verstärkt. Übrigens: Auch hier zeigt sich deutlich, dass es nicht das Nikotin ist, das süchtig macht, denn dann brauchten Kettenraucher mit einem Konsum von 100 Zigaretten täglich ja einfach nur auf Pfeife oder Zigarre umzusteigen. Rein rechnerisch nähme er dann mindestens genauso viel Nikotin täglich zu sich, sparte aber ein bisschen Zeit. Machen Sie einem Kettenraucher mal diesen Vorschlag. Ich wette, er wird dankend ablehnen – es geht ihm nämlich gar nicht um eine Dosis Nikotin, sondern um etwas ganz anderes – das Gefühl von Entscheidungsfreiheit!

Schauen wir uns doch mal einige bekannte Werbebotschaften an: „Gut gelaunt genießen" lautet zum Beispiel ein Slogan, der in den Siebzigern verwendet wurde. Haben Sie von der guten Laune und dem Genuss etwas gespürt, als Sie den ersten Zug an einer Zigarette in Ihrem Leben gemacht haben? Nein, Ihnen wurde vielleicht etwas schlecht, aber Sie warteten vergeblich auf die tolle Wirkung, die Sie bei Erwachsenen beobachtet haben.

Der „Geschmack von Freiheit und Abenteuer" ist ebenfalls eine Werbeaussage. Eine, die vor Zynismus strotzt, denn Ihre erste Zigarette war wahrscheinlich begleitet von dem Gefühl, etwas Neues, Gefährliches, gar Verbotenes zu tun (Abenteuer), und indem Sie es getan haben, versuchten Sie sich Ihre Mündigkeit zu beweisen (Freiheit). Heutzutage fühlen Sie sich nur noch frei, wenn Sie Zigaretten haben. Ist die Schachtel leer, kriegen Sie die Krise und laufen „meilenweit" zum Kiosk. Das, was Sie heute noch spüren, ist totale Abhängigkeit *ohne* und Freiheit *mit* Zigaretten. „Liberté Toujours"

(Freiheit, Gelassenheit jederzeit) tönt in dasselbe Horn und „der Duft der großen weiten Welt" spekuliert ebenfalls darauf, dass Sie von Ihrem Elternhaus die „Nase voll" haben und davon träumen, nicht bevormundet zu werden.

All diese Werbebotschaften grenzen an unlauteren Wettbewerb, denn diese Gefühle werden nicht von dem Tabakprodukt erzeugt, sondern von Ihnen selbst.

Eine solche Konditionierung kann natürlich auch wieder aufgelöst und damit steuerbar gemacht werden. Bisher ging die klassische Psychologie zwar davon aus, dass dies ein langwieriger Prozess von ungesichertem Ausgang sei, aber zum Glück sind wir in diesem Jahrhundert schon einen Schritt weiter:

Eine Dekonditionierung (Auflösung einer Symbolverknüpfung) geschieht durch Reflexion (Bewusstmachung) der verknüpften Elemente und ihrer Verbindung. Dies ist so einfach, dass sogar scheinbar hartnäckige Phobien und Zwänge damit innerhalb von wenigen Sekunden der Erkenntnis vollständig aufgelöst werden können.

Nachdem ein Raucher die Hintergründe seines Rauchverhaltens vollständig reflektiert hat, ist dieses nicht länger unterbewusst – er wird es wieder bewusst steuern können, wie damals, zur Zeit des ersten Zuges an einer Zigarette.

Wenn Sie dieses Buch verstanden haben, werden Sie sich also, wenn Sie künftig rauchen wollen, hierzu ganz bewusst entscheiden müssen. Wenn Sie diese Entscheidung bereits zu Beginn dieses Buches negativ gefällt haben (*„Ich will nicht mehr rauchen"*), werden Sie vermutlich auch künftig nicht mehr rauchen. Allerdings sollten Sie einen wirklich wichtigen emotionalen Grund dafür haben, da Sie die Entscheidungsfreiheit über das Rauchen zurückbekommen. Sollten Sie zu den Menschen gehören, die nicht gelernt haben, mit Freiheit umzugehen, werden Sie auch nach dem Buch noch mehr rauchen, als Sie wollen, nur um sich selbst zu beweisen, dass ein Buch Sie nicht verändern kann. Mehr darüber lesen Sie im Kapitel über „Trotz".

Einen Rückfall in das gewohnte Rauchverhalten aufgrund eines Bedürfnisses nach Tabak können sie ausschließen, wenn Sie alles Folgende nachvollziehen können und keine Fragen offen bleiben.

Die persönliche Entscheidungsfreiheit zum Rauchen bleibt gewahrt!

Ja, Sie haben richtig gelesen: Sie können sogar heute noch ohne Probleme aufhören zu rauchen und werden noch nicht einmal rückfällig, selbst wenn Sie auf einer Party mal wieder eine Zigarette mitrauchen.

Ebenso können Sie sofort und ab heute aufs Naschen verzichten, sich obendrein pudelwohl fühlen – und nebenbei natürlich mühelos abnehmen. Ich habe erlebt, dass Menschen bis zu vier Kilo pro Woche verloren, nachdem sie die Ursache ihres übermäßigen Essens erkannt hatten. Ohne Diät, wohlgemerkt. Warum man zu- und wie man wieder abnimmt, habe ich in mehreren Büchern zum Thema Übergewicht beschrieben.

Doch bleiben wir bei unserem Thema: Sie möchten ja schließlich aufhören zu rauchen.

II. Rauchen – was ist so schlimm daran?

Sie bezahlen für die Angst vor dem Krankwerden!

Rauchen gilt derzeit weltweit fast unbestritten als eine sehr ernst zu nehmende Gesundheitsbedrohung für den Menschen: Allein in Europa sterben jährlich weit über eine halbe Million Menschen frühzeitig an den Folgen des Tabakkonsums.

In Zahlen ausgedrückt: 650.000 – damit wird jedes Jahr eine mittlere Großstadt wie Dortmund, Hannover oder Düsseldorf entvölkert. Etwa fünf Millionen Menschen sind das mittlerweile jährlich weltweit. Das sind fast so viel Tote wie die Opfer der Nazi-Verbrechen. Sie sterben, weil man sie glauben machte, es sei schwierig, das Rauchen sein zu lassen – obwohl es ganz einfach wäre.

Zunächst einmal ist wohl offensichtlich, dass Rauchen den Körper sehr schädigt: Wunden verheilen schlechter, das Herz, die Bronchien und der Darm werden belastet. Sie bekommen nicht nur schlechter Luft, sondern Sie altern auch wesentlich schneller, haben öfter und länger Schmerzen, dafür nehmen Ihre sexuelle Potenz und Ihre Denkfähigkeit rapide ab, weil die Durchblutung Ihrer Gefäße immens beeinträchtigt wird.

Rauchen tötet Sie nicht sofort, sondern macht Sie immer krankheitsanfälliger und nimmt Ihnen letztlich den Spaß am Leben. Rauchen schränkt die Lebensqualität stark ein – nicht nur Ihre, sondern unser aller. Der Raucher verqualmt unsere Atemluft, stiehlt unsere Zeit, nötigt uns, auf ihn Rücksicht zu nehmen usw. Dahinter steckt sogar Methode, denn ein Raucher zwingt seine Mitmenschen in seinen Rhythmus. Der volkswirtschaftliche Schaden durch Raucherpausen am Arbeitsplatz beträgt durchschnittlich dreißig zusätzliche bezahlte Urlaubstage pro Raucher und Jahr – da kann so mancher Nichtraucher glatt neidisch werden. Im Jahre 2012 verursachten die Folgen des Rauchens allein in Deutschland Gesundheitskosten von schätzungsweise 17 Milliarden Euro, zuzüglich 39 Millionen Euro für Arbeitsausfall und frühzeitigen Tod.

Doch noch bevor der Raucher krank wird, gibt er Unsummen von Geld für Tabakwaren aus, fühlt sich unfrei und abhängig. Übrigens meine ich damit nicht die Genussraucher, denn die können einfach aufhören, wenn ihnen der Preis für den Genuss zu hoch ist.

Ein „normaler" Raucher glaubt, wenn er sich unter Erwartungsdruck gesetzt fühlt, müsse er unbedingt eine Zigarette rauchen, um sich von diesem Druck befreien zu können, während ein Nichtraucher ganz einfach das Gleiche wie der Raucher macht, sich also ebenfalls vom Druck befreit, dabei aber die Zigarette weglässt, weil er nicht darauf konditioniert ist zu rauchen.

Ein Mensch, der nur zu Weihnachten genüsslich mal eine Zigarre pafft, ist meiner Ansicht nach also gar kein konditionierter Raucher. Wer zu dieser Gruppe gehört, könnte seine Tabakwaren und auch dieses Buch für immer weglegen und einfach nicht mehr rauchen, wenn er nicht möchte. Alle anderen Betroffenen werden mir jedoch sicherlich zustimmen: Das Rauchen schränkt ihre Freiheit und Gesundheit ein, und sie wären froh, es endlich sein lassen zu können.

Übrigens lohnt es sich durchaus, das Rauchen zu beenden:

20 Minuten nach der letzten Zigarette sinkt der Puls auf ein normales Niveau, Hände und Füße werden besser durchblutet. Nach acht Stunden haben Sie so viel Kohlenmonoxid ausgeatmet, dass das Blut wieder normal Sauerstoff transportieren kann. Nach drei Tagen sinkt Ihr Herzinfarktrisiko und Sie können wieder spürbar besser riechen und schmecken. Nach einigen Wochen werden Sie merken, dass sich die körperliche/sportliche Leistungsfähigkeit deutlich verbessert hat. Nach neun Monaten sind Ihre Atemwege wieder frei, das Immunsystem ist gestärkt. Die Infektionsgefahr, vor allem im Bereich der Atemwege, sinkt weiter. Nach einem Jahr Nichtrauchen ist das Risiko für eine Herzkranzgefäßverengung um 50 Prozent gesunken. Nach fünf Jahren ist das Risiko von Lungen-, Mund-, Luft- und Speiseröhrenkrebs schon halbiert und das Herzinfarktrisiko ist kaum noch höher als bei einem Nichtraucher. Nach zehn Jahren ist das Lungenkrebsrisiko nicht mehr höher als bei einem

Nichtraucher und Sie haben etwa 20.000 (zwanzigtausend!) Euro im Sparschwein, wenn Sie vorher jeden Tag eine Packung geraucht haben.

Allerdings besteht das viel beschworene erhöhte Krankheitsrisiko nur dann, wenn Sie Angst vor dem Rauchen haben oder wenn Sie Stress haben, den Sie mit dem Rauchen bekämpfen wollen. Denn wenn Sie davon überzeugt sind, Rauchen wäre gesund, wie etwa 60 Prozent aller chinesischen Ärzte, dann werden Sie davon auch nicht krank. Kein Witz: Jahrzehntelang gingen die Chinesen traditionell davon aus, Zigaretten wären so etwas Ähnliches wie Heilkraut. Erst seit Anfang dieses Jahrhunderts kamen die Gesundheitsbehörden dahinter, dass es fürs Geschäft besser wäre, man erklärte das Rauchen für krankmachend. Seit dem Jahr 2006 wird in China verstärkt vor den gesundheitsschädlichen Folgen des Rauchens gewarnt. Ende 2012 zwang die amerikanische Gesundheitsbehörde über ein Gericht die großen Tabakkonzerne, öffentlich zuzugeben, in Bezug auf die gesundheitsschädlichen Folgen des Rauchens wissentlich gelogen zu haben. Die Lobby der Halbgötter im weißen Kittel benutzt den Teufel im schwarzen Anzug für ihre gewinnorientierten Zwecke. Auch hier hilft der gesunde wache Verstand, die Lüge zu entlarven, denn: Kennen Sie jemanden, der nachweislich am Tabakkonsum verstorben ist? Durch Chemotherapie, ja. Durch chronischen Stress, klar. Aber kausal durchs Rauchen? Bevor ein Raucher daran stirbt, muss er sich massiv überdosieren. Es gibt Menschen, die rauchen sechzig Jahre lang und sterben nicht. Ich dachte, „Rauchen ist tödlich"? So steht es doch auf den Packungen, oder nicht? Übrigens: Achten Sie mal genau darauf, der Warnhinweis „Rauchen ist tödlich" ist der weitaus am häufigsten gezeigte in der Zigarettenwerbung – wohl deshalb, weil der Tabakwerber weiß, dass niemand durch diesen Hinweis vom Kauf abgeschreckt wird. Lediglich die unterschwellige Suggestion kann sehr nachhaltig wirken und den Raucher eines Tages erkranken und dahinsiechen lassen. „Nocebo-Effekt" nennt man diese krankmachende Autosuggestion, aufgrund der ein Mensch beispielsweise an den vermuteten Nebenwirkungen eines tatsächlichen Scheinmedikamentes erkranken kann, weil er sie auf dem Beipackzettel gelesen hatte.

Sehen wir uns nun an, was der Qualm der Zigarette wirklich mit Ihnen macht.

Die Wirkung einer Zigarette auf den menschlichen Organismus

Aussagen von Rauchern sowie Untersuchungsergebnisse und Messungen ergeben ein breit gefächertes Wirkungsspektrum. Demnach verursache Rauchen unter anderem:

→ Erleichterungsgefühl
→ Konzentrationsgefühl
→ Aufmerksamkeitssteigerung
→ Wachheit
→ Beruhigung

Mal ganz ehrlich: Dies ist doch insgesamt viel zu widersprüchlich, um es einfach der Wirkung von Substanzen zuzuschreiben. Das wäre so, als würde etwa Feuer die einen Menschen wärmen, die anderen zum Frieren bringen. Ist es denn wirklich so schwer zu verstehen, dass wirtschaftliche Interessen die (Falsch-)Informationen über das Rauchen verbreiten? Nein! Es ist nur ungeheuerlich!

Inhaltsstoffe einer Zigarette

Um Näheres über die physiologische Wirkung von Tabak auszusagen, müssen die Inhaltsstoffe einer Zigarette betrachtet werden. Diese sollen, wie bislang vermutet, bei der Suchterzeugung eine Rolle spielen.

In einer herkömmlichen, durchschnittlich starken Zigarette befinden sich etwa 4.000 verschiedene chemische Verbindungen. Darunter sind ca. 2.800, die als schädlich, und 69, die als krebsauslösend eingestuft werden.

Zu den giftigen Substanzen zählen beispielsweise Blausäure, Formaldehyd, Benzol, Kohlenmonoxid, Arsen, Nitrosamine, Polonium und Dioxin. Keine dieser Substanzen ist für den Menschen lebenswichtig oder wird vom Körper zu physiologischen Zwecken produziert. Es wird zwar immer behauptet, dass Beimischungen in Zigaretten wie etwa Zucker, Vanille, Kakao, Lakritz oder Menthol das Suchtpotenzial erhöhen, aber das ist schlichtweg unlogisch, wie ich noch ausführen werde.

Bewusst versucht die Industrie auch den für die Bioverfügbarkeit des Nikotins maßgeblichen pH-Wert des Tabaks zu erhöhen. Diese pharmakologische Messgröße gibt an, wie lange der zugeführte Stoff dem körperlichen Kreislauf zur Verfügung steht. Doch ich glaube, dass gerade die Zigarettenindustrie sich absolut darüber im Klaren ist, dass das Rauchen keine körperliche Sucht erzeugen kann, mehr noch dass die tatsächlich empfundene Wirkung einer Zigarette nicht durch die darin enthaltenen Substanzen erzeugt wird. Aber solange die ganze Welt denkt, Rauchen mache süchtig und man brauchte eine Zigarette, um die Erleichterungswirkung zu spüren, lachen sich die Hersteller wahrscheinlich heimlich ins Fäustchen und freuen sich über ihre hohen Gewinne.

Die Tabakkonzerne zahlen nach kleinem Schaujammern bereitwillig jede Summe an Opferentschädigungen nach verlorenen Prozessen. Aufgrund eines amerikanischen Urteils vom November 1998 verpflichtete sich die Tabakindustrie zu Zahlungen in Höhe von mehr als 200 Milliarden US-Dollar an die Bundesstaaten. Zusätzlich sollten die Konzerne 1,5 Milliarden US-Dollar für eine Aufklärungskampagne über die gesundheitlichen Gefahren des Tabakkonsums sowie 250 Millionen US-Dollar an eine Stiftung zahlen, die sich für eine Verringerung des Tabakkonsums bei Kindern und Jugendlichen einsetzt. Gezahlt wird teils reumütig, teils freiwillig – Hauptsache, niemand kommt darauf, dass es ganz einfach ist, das Rauchen sein zu lassen, denn dann wären die Tabakproduzenten sehr schnell pleite. Und so wird sogar von staatlicher Seite kräftig die Verbreitung des tödlichen Irrtums unterstützt.

Einige Inhaltsstoffe im Einzelnen

Dioxin: Allein das 1976 durch den tragischen Chemieunfall im italienischen Seveso bekannt gewordene Dioxin ist derart toxisch, dass eine Menge von einem halben Milliliter rund 2 Millionen Menschen töten könnte. Zum Vergleich: Ein Fingerhut voll Dioxin, in das Trinkwasser von Hamburg eingebracht, wäre in der Lage, dessen gesamte Bevölkerung zu töten. Dioxin ist ein derart starkes Gift, dass selbst noch dreißig Jahre nach der Katastrophe in Seveso so genannte „Anencephalus-Kinder“ (Kinder ohne Gehirn) als Totgeburten gehäuft vorkommen. Doch nicht nur seine nervenschädigende, sondern vor allem die krebserregende Wirkung macht Dioxin zu einer der gefährlichsten Substanzen für den Organismus überhaupt.

Arsen wurde jahrelang als Hauptwirkstoff von Rattengift eingesetzt und verursacht in entsprechender Dosis Muskelkrämpfe, in deren Folge die Haut grau und schlaff wirkt, Kreislaufprobleme und blutige Brechdurchfälle einsetzen, die schließlich zu Herzrhythmusstörungen und Atemlähmung führen.

Seit 1740 wurden Arsenpräparate in Europa mit Erfolg als Beizmittel im Pflanzenschutz eingesetzt; diese Nutzung verbot man jedoch 1808 wegen ihrer hohen Toxizität wieder. Im Ersten Weltkrieg wurden Arsenverbindungen in chemischen Kampfstoffen wie Blaukreuz oder Lewisit verwendet, die bei den betroffenen Opfern durch Angriff auf Haut und Lungen grausame Schmerzen und schwerste körperliche Schädigungen bewirkten.

Formaldehyd hat als Gift in Pressspanplatten traurige Berühmtheit erlangt. In Möbeln verarbeitet, gast Formaldehyd über Jahre aus und verursacht als harmloseste Wirkung chronische Kopfschmerzen. Wer dieser chemischen Verbindung (HCOH) lange Zeit ausgesetzt ist, leidet überdurchschnittlich häufig unter entzündlichen Reizungen der Atemwege und des Magen-Darm-Traktes. Formaldehyd wird weltweit als krebserregend eingestuft und kann Symptome wie Asthma, Schwindelgefühl, Migräneanfälle und Erbrechen erzeugen.

Blausäure kommt zwar auch in den Kernen einiger Früchte (Pflaumen, Aprikosen, Pfirsiche) vor, die chemische Gruppe der Cyanide ist aber auch berüchtigter Bestandteil des atemlähmenden Giftes „Zyklon B“, mit dem zwischen 1941 und 1945 die Massenvernichtung der Juden in deutschen Konzentrationslagern durchgeführt wurde. Waren Sie sich bewusst, dass Sie freiwillig das Gift der Gaskammern einatmen?

Kohlenmonoxid: Ebenfalls zu Atemlähmungen kann Kohlenmonoxid führen, bekanntlich auch ein Hauptbestandteil der Auspuffabgase eines Benzinverbrennungsmotors. In der Bundesrepublik Deutschland gelten strenge Höchstwerte für Menschen, die beruflich mit CO in Kontakt kommen. Der MAK-Wert (Maximale Arbeitsplatzkonzentration bei 8-stündiger Arbeitszeit) beträgt 30 ppm (parts per million), das entspricht ca. 38 mg pro Kubikmeter Luft. Wird diese Konzentration verdreizehnfacht, treten Kopfschmerzen im Stirnbereich innerhalb von ein bis zwei Stunden auf, die sich innerhalb von zweieinhalb bis dreieinhalb Stunden im ganzen Kopfbereich ausbreiten. Wird dieser Wert wiederum vervierfacht, auf 1.600 ppm, folgen Kopfschmerz, Schwindel, Übelkeit und Gliederzucken innerhalb von 20 Minuten. Innerhalb von 2 Stunden tritt der Tod ein.

Benzol: Das „Tankstellengift" Benzol tritt beim Zapfvorgang aus dem Tankstutzen des Autos aus und ist derart fein, dass es in die Polyäthylenverpackungen der an den Tankstellen verkauften Lebensmittel dringen kann. In Proben von Brot, Schokolade und Weingummi dieser Herkunft wurden Benzolbelastungen weit über den EU-Höchstgrenzen nachgewiesen. Nach Bekanntwerden dieser Werte wurden die Gesundheitsvorschriften an Tankstellen massiv erweitert, und die Hersteller von Autos mussten die Tankstutzen an den Fahrzeugen im Durchmesser verringern. Denn durch seine extreme Flüchtigkeit und hohe (aggressive) Bindungsfähigkeit ist Benzol in der Lage, in die Zellkerne eines Organismus einzudringen und somit das Erbmaterial zu schädigen. Benzol gilt daher als stark karzinogen (krebserregend).

Hauptwirkstoff Nikotin: Der hauptsächlich diskutierte Bestandteil einer Zigarette, Nikotin, ist ein Alkaloid der Tabakpflanze. Nikotin ist farblos und wasserlöslich und eines der stärksten Gifte pflanzlichen Ursprungs. Bei deutschen Zigarettenmarken sind ca. 6 mg Nikotin in einer Zigarette (Trockensubstanz) enthalten, beim Rauchen nimmt man davon 0,8 bis 1,0 mg auf.

Bei einer Nikotinmenge von 20 mg treten bei Gewohnheitsrauchern Vergiftungserscheinungen auf, bei einem Nichtraucher genügen schon wenige Milligramm. Ein Passivraucher atmet, wäre er eine Stunde in einer verrauchten Gaststätte, die gleiche Menge Nikotin ein wie beim Inhalieren von einer Zigarette. Die biologische Halbwertszeit von Nikotin ist sehr umstritten. Die Angaben reichen von 0,5 bis 180 Minuten. Als realistisch für die rein physiologische Wirkungsdauer erscheint jedoch ein Wert von unter 30 Minuten, da die bisher bekannte Obergrenze des Zigarettenkonsums bei maximal 120 Zigaretten pro Tag liegt. Dieses bedeutet eine Nikotinaufnahme von 6 Milligramm pro Stunde. Die letale (tödliche) Dosis von 20 – 50 mg würde bei höherer Halbwertszeit nach wenigen Stunden erreicht sein. Beim Rauchen von nur 20 Zigaretten gelangt genau diese Menge etappenweise in den Körper. Überleben kann man diese Dröhnung nur, wenn diese Dosis über Stunden verteilt wird, sodass der Körper also die Möglichkeit hat, das Gift immer wieder abzubauen und auszuscheiden.

Der Qualm einer einzigen Zigarette wäre damit in der Lage, die Atemluft eines Raumes von 20 Quadratmetern spürbar zu beeinträchtigen (Richtwert: 0,5 mg Nikotin pro m^3 Raumluft). Der menschliche Körper ist jedoch in der Lage, sich an dieses Gift zu gewöhnen. Möglicherweise macht sich eine chronische Nikotinvergiftung erst nach Jahren starken (auch passiven) Konsums bemerkbar. Die rein physiologische Wirkung ist eine Vasokonstriktion (Gefäßverengung) mit einhergehender Hypoxie (Sauerstoffunterversorgung). Es wird vermutet, dass Nikotin im Gehirn an die Endorphinrezeptoren andockt und damit eine ähnliche Wirkung wie Endorphin erzeugt – was natürlich noch nicht erklärt, warum dies süchtig machen soll, denn den größten Endorphinschub bekommen Menschen erfahrungsgemäß beim Sex. Kennen Sie jemanden, der nach ein paar Orgasmen plötzlich körperliche Ausfallerscheinungen mit Todesangst bekommt, wenn er mal einen Tag lang keinen Sex hatte? Und selbst wenn Sie einen kennen, müsste es nicht dann für alle Menschen gelten, wenn Endorphin tatsächlich eine Sucht begünstigt?

Auf der 2. Nikotin-Konferenz der Deutschen Gesellschaft für Nikotinforschung 1999 in Erfurt erklärte der Berliner Professor Lutz Schmidt vollmundig: „Nikotin ist eine der am schnellsten süchtig machenden Substanzen. Es hat nicht nur psychostimulierende Wirkungen wie Kokain oder Amphetamin, sondern stößt im Gehirn die gesamte Breite der Neuromodulatoren an und wirkt wie der Dirigent in einem Konzert auf viele Instrumente ein." Außerdem bestehe eine enge räumliche Beziehung zum Belohnungssystem. Ich sage: Klar, man kann das Belohnungssystem sogar mit Autoabgasen stimulieren, wenn man den Menschen darauf konditioniert, aber wird man davon körperlich süchtig?

Wie der Suchtmechanismus bei Nikotin funktionieren soll, wird von der Schulmedizin übrigens wie folgt erklärt: Durch das erstmalige Rauchen bilden sich „Nikotinrezeptoren". Durch das wiederholte Inhalieren starker Dosen von Nikotin vermehren sich die Rezeptoren und wollen fortan befriedigt werden. „Craving" nennt man das. Bei Abstinenz bilden sich die Rezeptoren wieder zurück und das Verlangen verschwindet.

Merken Sie, wie Sie bei dieser Erklärung des „Experten" bereits jetzt schon den Kopf darüber schütteln können?

Nebenbei bemerkt, gibt es keine reinen Nikotinrezeptoren, denn es sind Acetylcholinrezeptoren, die vom Nikotin lediglich blockiert werden und hierdurch für die Bildung von Neurotransmittern sorgen. Diesen Rezeptoren ist es also egal, ob sie Acetylcholin, Nikotin oder ähnliche Stoffe registrieren - sie reagieren auf alle in der gleichen Weise. Es ist so ähnlich, wie Ihre Trommelfelle auf Worte reagieren. Die Wirkung der Worte kommt nicht durch den Klang, sondern deren Intention - also Ihrer Interpretation - zustande. Man könnte manchmal meinen, Mediziner ignorieren, dass ein Gehirn denken kann.

Beimischungen: Zusatzstoffe in Zigaretten wie Zucker, Vanille, Kakao, Lakritz oder Menthol bergen nach Angaben des deutschen WHO-Kollaborationszentrums für Tabakkontrolle erhebliche Gefahren. Sie machen das Rauchen gerade für Kinder und Jugendliche angenehmer, denn sie überdecken den strengen Tabakgeschmack und mildern den Hustenreiz. Gleichzeitig steigern sie die Bioverfügbarkeit des gesundheitsschädlichen Nikotins, indem der dafür maßgebliche pH-Wert des Tabaks erhöht wird. Klar, die Tabakhersteller versuchen, ihre Produkte für den Konsumenten so angenehm wie möglich zu machen. Ein Autohersteller baut ja auch keine Holzbänke in die Fahrgastzelle, sondern Polstersitze. Doch Beimischungen wie Zucker, Kakao und dergleichen, die rein geschmacklich keinem Raucher auffallen, sind meiner Ansicht nach der beste Beweis dafür, dass die Zigarettenindustrie entweder die Mediziner irreführen will oder die Medizinlobby sogar den „bösen Dämon Zigarettenindustrie“ wie einen Tanzbären am Nasenring zieht, um Rauchern das Gefühl zu geben, sie wären Opfer deren suchtbringender Machenschaften und somit nur noch durch Medizin zu retten. Es ist offensichtlich, dass die Tabakkonzerne spätestens zu Beginn der 1990er Jahre wussten, dass Nikotin nicht süchtig macht - nur haben sie selbst dafür gesorgt, dass es ihnen keiner glaubt, damit niemand meint, das Rauchen steuern zu können.

Zucker soll im Gehirn einen Endorphinschub auslösen und damit die Sucht verstärken.

Nun, dann stellt sich doch die Frage, warum ein mit Teer bestrichenes Toastbrot nicht Erleichterung und Glücksgefühle erzeugt – in einer Scheibe Toastbrot ist wesentlich mehr Zucker als in einer Zigarette. Und ganz abgesehen davon, warum bringt einem Raucher, wenn er „Schmacht" hat, das Essen eines Zuckerwürfels keinerlei Erleichterungswirkung? Das Gleiche gilt für Kakao. Auch Kakao soll angeblich glücklich machen und damit die Sucht fördern. So ein Quatsch!

Sehen wir uns das doch einmal genauer an:

Schokolade hat mit ihren Bestandteilen Theobromin, Anadamit und Phenylethylamin eine haschisch- oder morphiumähnliche Wirkung und setzt angeblich damit Endorphine frei. Schokolade macht glücklich, so heißt es. Dass das nicht stimmt, ist leicht zu beweisen: Zum einen sind diese Stoffe in derart geringen Mengen in Kakao enthalten, dass ein Erwachsener etwa 20 Kilo Schokolade (also etwa doppelt so viel wie der durchschnittliche Pro-Kopf-Jahresverbrauch in Deutschland) essen müsste, um eine berauschende Wirkung zu verspüren. Und zum anderen: Stellen Sie sich bitte einmal vor, Sie zwingen ein Kind dazu, eine ganze Tasse dickflüssigen, ungesüßten und bitteren Kakaos mit Chilipfeffer zu trinken (so wie es die alten Maya und Azteken getan haben). Nun müsste es Ihnen eigentlich vor Glück um den Hals fallen, da die Konzentration der vermeintlich psychotropen (psychisch wirksamen) Substanzen recht hoch ist und entsprechend wirken müsste. Möglicherweise bekommt das Kind hierdurch zwar eine gesunde Gesichtsfarbe, aber das erhoffte glückliche Lächeln bleibt höchstwahrscheinlich aus.

Es hat nämlich einen ganz anderen Grund, warum das Essen von Schokolade uns glücklich machen kann, und der liegt im Bereich der Psyche und nicht des Körpers: Schokolade ist ein Symbol. Sie wurde im Laufe der Kindheit an Belohnung und Zuneigung gekoppelt. Zeigen Sie mir mal bitte ein Kind, das eine Blumenvase herunterschmeißt und zur Strafe dafür Schokolade essen muss. Na bitte, niemand wird mit Schokolade bestraft! Schokolade gibt's nur, wenn wir geliebt werden. Und genau das merkt sich unser Unterbewusstsein. Und wenn wir uns mal wieder allein gelassen, überfordert und einsam fühlen, dann brauchen wir nur die Schokolade, die uns schmeckt, zu essen und schon erinnert sich unser Unterbewusstsein daran, wie sehr wir doch geliebt werden. Genau das ist es, was den Endorphinschub auslöst.

Endorphin bildet sich übrigens schon beim bloßen Geruch von Schokoladenaroma, also auch ohne Theobromin und Co. Der Londoner Neuropsychologe Neill Martin machte im Jahr 1997 in einem Experiment die Beobachtung, dass das Gehirn auf Schokoladenduft mit subjektiver Entspannung und Wohlgefühl reagiert. Die Probanden saßen dabei in speziellen Räumen mit geruchsneutraler Luft, trugen Augenklappen und Ohrenschützer, sodass sie sich voll auf das Riechen konzentrieren konnten. Während sie verschiedene Aromen aufnahmen, wurden ihre Gehirnaktivitäten gemessen. In dem Geruchsexperiment übertraf Schokoladenaroma in seiner Wirkung auf das Gehirn sogar den Geruch von fauligem Fleisch, so Martin.

Daher kommt übrigens auch der so genannte Kummerspeck: Er resultiert aus dem Essen von Schokolade, um sich ein Wohlgefühl zu verschaffen, meist um sich zu trösten. Wenn man dann Schokolade als „verboten", „unverdient" oder „dickmachend“ empfindet, steuert man mit genau diesen Gedanken den Stoffwechsel in Richtung „festhalten“ an und nimmt zu.

Wir haben es wieder einmal „nur“ mit einem Symbol zu tun. Nicht Zucker oder Kakao machen glücklich, sondern nur das (auch unterbewusste) Wahrnehmen dieser Substanzen *mit einer bestimmten Absicht*.

Jetzt wissen Sie jedenfalls, warum einige Menschen, die mit dem Rauchen aufhören, fortan Schokolade futtern – hier liegt einfach nur eine ähnlich unterbewusste Verknüpfung vor, die da lautet: „Immer wenn ich Schokolade konsumiere, geht es mir gut.“

Warum bekommt nicht jeder Raucher Krebs?

Nun lässt sich auch erklären, warum ein Raucher nicht zwangsläufig Krebs bekommt. Es kommt darauf an, wie abwehrstark wir uns fühlen. Weder Viren noch Bakterien oder Gifte machen automatisch krank. Bei der großen Pestepidemie Mitte des 14. Jahrhunderts starben schätzungsweise über 30 Millionen Menschen, in Großstädten wie Paris und Wien jeweils bis zu 1.000 Menschen pro Tag. Doch bemerkenswerterweise starben nicht alle Menschen, die Kontakt zu den Kranken oder Toten gehabt hatten, und nach einigen Jahren verschwand die Pest, wie sie gekommen war – von allein. Wieso machten die Erreger bei einigen Menschen Ausnahmen? Sollte nicht eigentlich eine Krankheitsursache einer verbindlichen Regelmäßigkeit folgen, damit sie als tatsächliche Ursache gelten kann? Der Münchener Chemiker Max von Pettenkofer (1818 – 1901) schockierte seine Studenten damit, dass er vor ihren Augen ein Glas mit Cholerabakterien trank. Weder er noch Studenten, die diesen Versuch wiederholten, erkrankten daraufhin ernsthaft.

Sie kennen das aus Ihrem eigenen Alltagserleben: Da ist das halbe Großraumbüro an einem grippalen Infekt erkrankt, nur einige Mitarbeiter blieben verschont. Wodurch? Oder Ihr Kind bekommt die Röteln. Warum ist nicht innerhalb einer Woche die ganze Schule erkrankt? Worin besteht der Unterschied?

Weitere Beispiele: Ein Mann erfährt nach einem Jahr, dass die geheime Delikatesse, die er damals von einem Gastgeber serviert bekam, aus Katzenfleisch zubereitet war. Der Katzenliebhaber übergibt sich auf der Stelle – obwohl selbstverständlich sein aktueller Mageninhalt nichts mit dem ungewöhnlichen Mahl gemein hat. Ein Gedanke hat den Brechreiz ausgelöst. Merkwürdig ist auch, dass die bakterielle Gastritis durch das Bakterium Helicobacter pylori zwar verursacht wird; doch die Frage, warum das Bakterium, welches unter anderem durch Küssen übertragen wird und somit praktisch bei fast jedem Menschen vorkommt, nicht auch jeden Menschen erkranken lässt, konnte auch durch dessen Entdecker, die Nobelpreisträger Robin Warren und Barry Marshall, nicht geklärt werden. Vielleicht hatte Barry Marshall, der durch einen Selbstversuch mit Helicobacter eine Gastritis hervorrief, etwas außer Acht gelassen? Er war nämlich davon überzeugt, dass er von den eingenommenen Bakterien krank würde. Wenn man dem Bakterium mit seinen Stresshormonen innerlich Tür und Tor öffnet, muss man sich doch nicht wundern, wenn die Krankheit auf dem Fuße folgt!

Apropos Nobelpreis: Die höchste wissenschaftliche Auszeichnung, gestiftet von dem schwedischen Chemiker Alfred Nobel (1833–1896), scheint im Bereich Medizin zunehmend zum pharmazeutischen Marketinginstrument zu verkommen. Laut Testament des Stifters sollte der Preis

„an diejenigen ausgeteilt werden, die im vergangenen Jahr der Menschheit den größten Nutzen erbracht haben". Doch was geschieht? Die Auszeichnung wird missbraucht, um mit Angstmacherei medikamentösen Ablasshandel aus reinem Gewinnstreben zu betreiben. Akademische Weihen werden dafür instrumentalisiert, die Medikation kerngesunder Menschen für notwendig zu erklären, die aufgrund von künstlich erzeugter Angst alles tun, was der Arzt sagt. So bekam im Jahre 2008 der deutsche Mediziner Professor Harald zur Hausen den Nobelpreis für Medizin für seine umstrittene Arbeit über Papillomviren, die angeblich ursächlich für Gebärmutterhalskrebs sind und neuerdings auch für Hautkrebs verantwortlich sein sollen. Umstritten ist diese Arbeit deswegen, weil die Viren nicht als alleiniger Faktor für das Ausbrechen der Erkrankung ausgemacht werden können. Eine Vielzahl von Umweltfaktoren und biografischen Einflüssen wie etwa Stress, die Nutzung oraler Verhütungsmittel, Rauchen, niedriger Sozialstatus und mangelnde Hygiene müssen hinzugezogen werden, um die Krankheit ausbrechen zu lassen. Zudem finden sich längst nicht in allen Tumoren, den Hervixkarzinomen, die vermeintlichen krebsauslösenden Viren, sondern nur in weniger als drei Viertel aller Fälle. Doch die vermeintliche Entdeckung reichte aus, um kerngesunde Frauen zu potenziellen Patientinnen zu erklären, und veranlasste viele junge Mädchen, sich mit einem eigenartigerweise zwei Jahre vor der Nobelpreisverleihung gefundenen und bereits in ausreichender Menge hergestellten Impfstoff behandeln zu lassen. Dass dieser Impfstoff laut Presseberichten und Beipackzettel starke Nebenwirkungen wie Kopfschmerz, Fieber, Juckreiz oder Blutungen hat und längst keine Garantie gegen die Krankheit bedeutet, stört die Hersteller Sanofi Pasteur MSD, Merck & Co. und Glaxo-

SmithKline offenbar nicht – die in Zusammenhang mit der Impfung gebrachten zwei ungeklärten Todesfälle wohl auch nicht.

Fest steht: Wir werden nicht einfach so krank, denn dazu bedarf es mehr als ein paar kleiner Fremdkörper. Zellulärer Sauerstoffmangel und ein Cocktail von Stresshormonen scheinen die Faktoren zu sein, welche die harmlosesten Substanzen gefährlich werden lassen können. Kein Arzt bestreitet, dass Lebensumstände der entscheidende Faktor bei allen Erkrankungen sind – nur behandeln konnte (oder durfte) er diese Lebensumstände (bislang) nicht. Wenn Ihnen dieser Gedanke zu abenteuerlich erscheint, so empfehle ich Ihnen die Bücher „Krebs ist keine Krankheit – Krebs ist ein Überlebensmechanismus“ von Andreas Moritz[2] und vor allem „Ein medizinischer Insider packt aus“ von dem ehemaligen Klinikchef Prof. Dr. Peter Yoda[3] (Pseudonym), der nach eigener schwerer Krebserkrankung beschloss, schonungslos über die patientenverachtenden Machenschaften der Medizinindustrie aufzuklären. Ich zitiere: „Nebenwirkungen sind kein notwendiges Übel einer Therapie, sondern stellen die eigentlichen Hauptwirkungen dar. Ganz nebenbei dienen sie auch noch dazu, dass Sie entweder noch mehr Medikamente benötigen oder nicht so schnell gesund werden.“ Zahlreiche Autoren beschreiben Krebs als ein einträgliches Geschäft, welches von unwissenden Ärzten und der Öffentlichkeit nicht in Frage gestellt wird, obwohl der Körper die Fähigkeit hat, durch Änderung einiger Lebensumstände schnell und von ganz allein zu heilen. Einhelliger Tenor: Stress macht

2) Andreas Moritz: Krebs ist keine Krankheit – Krebs ist ein Überlebensmechanismus, Ener-Chi Verlag 2008
3) Prof. Dr. Peter Yoda: Ein medizinischer Insider packt aus, Sensei Verlag 2007

krank, weil er den Körper vergiftet und an der Arbeit hindert. Dauerstress sorgt für eine Übersäuerung des Körpers. Damit unser Blut nicht durch diese Übersäuerung aus seinem empfindlichen Säure-Basen-Gleichgewicht gebracht wird, greift der Körper zu diversen Hilfsmitteln. Dazu gehören Tumore und Pilze, die wie säuresaugende Schwämme funktionieren, genau wie Kalkauslösungen aus den Knochen und den Zähnen, um sie in den Gelenken (Arthrose) und Gefäßen (Arteriosklerose) wieder abzulagern. Kalzium neutralisiert Säure, wie Ihnen jeder Forstwirt bestätigen kann, der gegen die Folgen des sauren Regen den Waldboden kalkt. Meine detaillierte Erläuterung des Zusammenhangs zwischen Krebs und Stress hören Sie in meinem Vortrag „Krebs, Stress und Psyche", den Sie von meiner Webseite www.powerscout.net herunterladen können.

Als großer Risikofaktor für diverse Erkrankungen gilt Übergewicht; so kann man sich kaum retten vor immer neuen Ernährungsempfehlungen und -konzepten. Dabei macht es einen riesigen Unterschied für den Stoffwechsel, ob Sie denken, das Naschen von Schokolade sei eine Sünde, oder ob Sie von einem Diät-Instruktor vorgeschrieben bekommen, so viel Schokolade zu essen, bis sie Ihnen zum Hals raushängt – in ersterem Falle nehmen Sie zu, in letzterem nehmen Sie ab. Essen Sie mit schlechtem Gewissen, Schuld oder Schamgefühlen, wird eine Mixtur an Neurotransmittern frei, die auch in der Steinzeit schon zum Fettaufbau führte: Was rar und wichtig ist, halten wir fest. Essen Sie jedoch mit einem Überflussgefühl, also nicht, weil's so lecker ist, sondern weil Sie es als Pflicht für die Gesundheit erachten, so schwinden die Pfunde. Die Speisen funktionieren dann allerdings nicht mehr als „Beruhigungsmittel" und „Kummertrost".

Genauso verhält es sich mit so gut wie allem anderen, was Sie erleben, zu sich nehmen, einatmen, sehen, schmecken, hören, riechen und fühlen können. Treffen Stresshormone mit weiteren Botenstoffen zusammen, verändert sich die gesamte körperliche Reaktion. Ob Blütenpollen, Katzen-, Hunde- oder Pferdehaare, Hausstaubmilben oder, wie bei der verstorbenen Altkanzlergattin Hannelore Kohl, sogar Licht – alles noch so Harmlose kann Sie krank machen, wenn Stresshormone und ein unverhältnismäßig hoher Anteil an Histaminen mit im Spiel sind. Dabei sind letzten Endes Sie selbst es, der sich immer wieder krank macht! Stresshormone sind wie ein negatives Vorzeichen in einer mathematischen Gleichung. Alles unter diesem Vorzeichen wird ins Negative verkehrt.

Die Bedeutung und Behandlung von Stress ist noch nicht einmal neu! Bereits seit dem Jahr 1952 erforschte der amerikanische Psychologe Richard Lazarus (1922–2002) Bedingungen und die Beschaffenheit von Stressreaktionen. Ursprünglich zu militärischen Zwecken begründet, wurde die Stressforschung in den folgenden Jahrzehnten auch auf Fragestellungen des zivilen Lebens ausgeweitet. Bereits Anfang der siebziger Jahre war dann eigentlich durch das so genannte „transaktionale Stressmodell nach Lazarus“ schon alles zu diesem Thema gesagt: Stress ist nicht objektivierbar, sondern abhängig von den psychischen Voraussetzungen des Individuums. Alle Erfahrungen, die ein Mensch macht, verändern die Bedingungen für seine Stressempfindlichkeit. Es gibt keinen absoluten Stress! Was den einen stresst, ist dem anderen gleichgültig oder bereitet ihm sogar Vergnügen. Denken Sie an Bungee-Jumping, Autorennen oder Heavy-Metal-Musik. Oder denken Sie an Briefmarkensammeln, Wiener Walzer und Rauhaardackel – des einen Freud ist des anderen Leid.

Bedeutsam für den Stressgehalt einer Situation sind also nicht die objektiven Merkmale dieser Situation, sondern die Gedanken, Empfindungen und Überlegungen der davon betroffenen Person. Ein Reiz ist nicht deshalb stressend, weil er eine bestimmte Intensität übersteigt, sondern er wird erst durch die unterbewussten subjektiven Wahrnehmungen und Bewertungen dessen, der ihn erlebt, zu einem Stressreiz.

Grundsätzlich wird zwischen zwei Stresstypen unterschieden: positiver Stress (Eustress) und negativer Stress (Distress). Die eigentliche biologische Funktion von Stress ist, durch die Ausschüttung von Stresshormonen im Organismus die Aufmerksamkeit und Anspannung zu erhöhen, um in Gefahrensituationen blitzschnell reagieren zu können. Stress ist somit zunächst ein ganz natürlicher positiver Funktionsvorgang des Körpers, um die Reaktionsbereitschaft und die Leistungsfähigkeit zu erhöhen. Das wichtigste Kriterium für den gesunden Eustress ist, dass das Hormonsystem nach kurzer Zeit wieder normalisiert wird und zur Ruhe kommt. Die durch Eustress hervorgerufene Aktivität mündet in ein Bewältigungsgefühl und nicht in ein Machtlosigkeits- und Überforderungsgefühl wie beim Distress. Das Schlimme am Stress wäre überdies noch nicht einmal die vorübergehende Gereiztheit oder der Schrecken, den wir alle verspüren, sondern wenn durch die permanente Ausschüttung der Stresshormone Cortisol, Adrenalin und Noradrenalin eine unentwegte Alarmbereitschaft im Gehirn erzeugt würde. Hierdurch werden auf Dauer derart viele neuronale Umstrukturierungen im Gehirn vorgenommen, dass Gelassenheit, Selbstvertrauen und innere Ruhe zu Ausnahmezuständen werden. Dauerzustand hingegen werden

Bluthochdruck, Immunschwäche, erhöhte Fettaufbaubereitschaft und chronische Sauerstoffunterversorgung in den vom Stress betroffenen Zellen – was schließlich Tumore verursacht. Das, was uns alle letztlich krank und anfällig werden lässt, ist Stress! Daher sind wir in Bezug auf Stress auch so empfindlich.

Ein Mensch „checkt" auf ihn einwirkende Reize in Bruchteilen von Sekunden „ab" und sortiert diese in die Schubladen „positiv", „negativ" und „unbedeutend" ein. Alles, was nützlich, angenehm, befriedigend ist, wird als positiv gewertet; alles, was unangenehm, bedrohlich oder überfordernd ist, wird als negativ empfunden. Nach dieser ersten Sortierung erfolgt eine zweite Bewertung – die Situation wird entweder als Herausforderung („Schaffe ich es, wenn ich mich dem stelle?") oder als Bedrohung („Sollte ich lieber aufgeben und flüchten?") gewertet.

Ob wir die Herausforderung annehmen und die Stresssituation zu einem positiven Ende bringen, ist von unseren individuellen Lernerfahrungen abhängig. Je reifer wir uns fühlen, je eher wir eine Situation als ungefährlich einstufen, desto geringer ist der Einfluss auf unseren Stoffwechsel.

Übrigens, warum Sie mit den meisten Methoden der Raucherentwöhnung zunehmen können, aber mit dem Verstehen dieses Ansatzes sogar Übergewicht verlieren und viel stressfester werden, erkläre ich Ihnen zum Schluss auch noch.

Die Wirkung ist schneller als der Wirkstoff

Noch ein Argument, mit dem Sie die Suchtlüge hinterfragen und aushebeln können, denn laut Lehrmeinung erreicht Nikotin nach der Inhalation durch Überwinden der Blut-Hirn-Schranke ca. sieben bis zehn Sekunden später das Gehirn. Bei einer intravenösen Injektion erreicht Nikotin jedoch bemerkenswerterweise erst nach etwa 21 Sekunden das Gehirn. Untersucht wird im Laborversuch aber nur die Reaktion der „Nikotinrezeptoren" bei Inhalation von Nikotin. Und nun kommt eine Kleinigkeit, die große Auswirkungen hat: Gemessen wird nämlich lediglich der Temperaturanstieg an den Synapsen (Nervenschaltzellen), wodurch auf einen erhöhten Sauerstoffverbrauch geschlossen wird, was auf Aktivität verweisen soll. Es ist also niemals sichergestellt worden, ob tatsächlich Nikotin an die Rezeptoren angedockt hat, oder ob es doch nur körpereigenes Acetylcholin war – ausgeschüttet durch den Gedanken: „Ich rauche, also geht es mir gut."

Die Beobachtung, dass die Wirkung schneller als der Wirkstoff ist, wird in der Medizin mangels schlüssiger Erklärung als „Paradoxon" bezeichnet. Eine solche schlüssige Erklärung könnte – wie vorgeschlagen – sein, dass die Wirkung nicht mit den konsumierten Substanzen in Zusammenhang steht, sondern die Reaktion der Rezeptoren aufgrund einer Konditionierung völlig substanzunabhängig erfolgt.

Lesen Sie hierzu eine interne Notiz der British American Tobacco (BAT) – undatiert, vermutlich aus den 1980er Jahren:

„Eine Zigarette als ein ‚Drogen'-Verabreichungssystem zum öffentlichen Gebrauch hat sehr, sehr bedeutsame Vorteile: die Geschwindigkeit.

Innerhalb von 10 Sekunden nach Rauchbeginn ist Nikotin im Gehirn verfügbar. Vor allem dies, die verfügbare Wirkung, führt zu einem unmittelbaren Fang oder Schlag, welcher dem Benutzer signalisiert, dass die Zigarette ‚aktiv' wirkt.

Auch ist der Geschmack unmittelbar erfahrbar, welcher den Sinneseindruck verstärkt.

Andere ‚Drogen' wie Marihuana, Amphetamine und Alkohol sind langsamer ..."

Aha, die Hersteller der Zigaretten sind der Sache schon lange auf der Spur.

Nikotin wird, wenn es in der Dosis einer Zigarette über den Zeitraum von vier Minuten verabreicht wird, nur ganz allmählich vom Körper resorbiert. Bis nach dem Konsum die volle physiologische Wirkung eintritt, vergehen etwa vier bis zehn Minuten. Da hier ausschließlich die physiologische Wirkung betrachtet werden soll, muss also gewährleistet sein, dass die Gabe nicht wissentlich (also nicht etwa als Rauch einer Zigarette) erfolgt. Sobald der zu Untersuchende nämlich weiß, dass er Nikotin bekommt, tritt zwangsläufig eine psychotrope Wirkung auf. Diese aber muss zur Untersuchung ausgeschlossen werden. Ist diese isolierte und absolut unwissentliche Gabe von Nikotin gewährleistet, lässt sich beobachten, dass sich infolge der toxischen Gabe die feinsten Äderchen, unsere Kapillargefäße, kontrahieren (zusammenziehen). Messungen ergeben einen Abfall der Körpertemperatur an Finger- und Nasenspitze um zwei bis zu sechs Grad Celsius. In weiterer Folge lässt die Wirkung durch Abbau im Körper nach etwa weiteren 10 bis 20 Minuten wieder nach. So wirkt Nikotin in seiner rein physiologischen Hinsicht. Mit der erwünschten Absicht des Rauchens hat dies nun wirklich nichts mehr zu tun. Sie zünden sich doch keine Zigarette an, damit Ihre Nasenspitze abkühlt.

Ein weiteres Paradoxon ist die in Versuchen beobachtbare anxiolytische (Angst auflösende) Wirkung. Hier ergibt sich eine Korrelation zwischen der Höhe des Nikotingehaltes und der empfundenen Wirkung. Es wird vermutet, dass die Stärke der Zigarette die anxiolytische Wirkung erhöht. Interessanterweise zeigt sich aber in Laborversuchen, dass Nikotin anxiogen (Angst erzeugend) wirkt. Die Erläuterungen im Kapitel „Der wahre Grund zu rauchen" erklären Ihnen später noch die anxiolytische Wirkung und lösen das Paradoxon auf.

Beispiele der subjektiven Wirkung

Die psychotrope Wirkung entfaltet sich doch in völlig konträrer Weise zur physiologischen. Den meisten Menschen ist die als „tatsächlich" empfundene Wirkung einer Zigarette bekannt: Rauchen verschafft ein Erleichterungsgefühl.

Hierfür einige anschauliche Beispiele aus dem Alltag:

Stellen Sie sich bitte einmal vor, Sie wären so ein klassischer „Stressraucher". Ihren Arbeitsplatz im Büro teilen Sie seit Jahren mit Ihrem Kollegen Harry. Ihr Telefon klingelt ununterbrochen; Hubert Schröder, Ihr Senior-Chef, ist heute besonders gereizt, weil seine Frau ihn kurz nach dem Frühstück bissig daran erinnerte, dass er ihren Hochzeitstag vergessen hat. Hierdurch kam er auf die absurde Idee, dass nach der Mittagpause die Akten im Archiv neu geordnet werden müssen (die bereits seit mindestens fünf Jahren nicht geordnet wurden). Natürlich lässt er im Raum stehen, wer genau dafür zuständig ist, und verteilt den Druck damit auf alle. Ihr Kollege Harry, faul, unbeholfen und mit einem gefühlten IQ von minus 4, stresst Sie mit seinem eigenen Aktenkram, der seit Montag unbearbeitet auf seinem Tisch liegt. „Brriingg!“ Am Telefon ist Herr Kampmann, ein Kunde, der Ihnen gestern schon den letzten Nerv raubte. Eine Stunde haben Sie mit ihm darüber debattiert, dass sein Schröder-und-Schröder-Katalog seit Jahren veraltet ist und die Preise nicht mehr gelten. Sie schickten ihm schließlich eine neue Preisliste zu. Und jetzt? Aufgebracht schwadroniert er über ein schier unglaubliches Problem, für das seiner Ansicht nach am besten der nationale Notstand ausgerufen werden sollte: Der Brief mit der Preisliste an ihn war unterfrankiert, weil eine Marke sich offenbar gelöst hatte, und so musste er 45 Cent nachzahlen. Er will Ihren Chef sprechen. Und Sie? Sie ertappen sich bei der Frage, ob man im Internet eigentlich Voodoo-Puppen bekommt. Aber wie kommen Sie dann an eine Haarsträhne von Kampmann? Hat der überhaupt noch Haare? Sie verdrehen die Augen, stellen das Gespräch zum Chef durch. Sie hören das Besetztzeichen, legen aber trotzdem auf. Soll der Korinthenkacker doch in der Leitung verschimmeln, denken Sie. Und irgendwie verspüren Sie jetzt das Bedürfnis nach einer Zigarette. Doch zu allem Überfluss ist Ihre Zigarettenpackung leer. Leer, leer, leer! Sie fragen Harry nach einer Fluppe, doch dieser sagt schnippisch wie ein zwölfjähriges Mädchen, Sie würden ihm noch eine ganze Packung schulden und außerdem hätte er nur noch drei oder vier eigene. Während er das sagt, zieht er mit einem überlegenen Blick eine der letzten Zigaretten aus der Packung und steckt sie sich in den Mund. Unter Aufbietung aller gespielten Unterwürfigkeit und mit zusammengeknirschten Zähnen bitten Sie Ihren Kollegen um einen letzten Kippenkredit. Mit einem tonlosen „Mpff!“ streckt er Ihnen die fast leere Packung herüber, Sie fischen die vorletzte Zigarette heraus, zünden sie mit Ihrem vernickelten antiquarischen Benzinfeuerzeug an. Das vertraute metallische „Klick“ führt die gelbe Flamme an Ihre Zigarette und hinterlässt eine rotorange Glut im Tabak. Für einen Atemzug lang wird es ganz still im Büro. Ein weißgrauer Schleier schwebt von der Glutspitze tanzend zur Zimmerdecke. Sie lehnen sich zurück, inhalieren den Rauch lange und tief und denken dabei an die kleine Bahamas-Insel, auf der Sie 1995 im Urlaub waren. Oder war es 1996? Sie nehmen noch einen zweiten Zug, bevor Sie die Zigarettenpackung wieder an Ihren Kollegen zurückgeben. Draußen scheint die Sonne, ein paar Tauben sitzen gurrend auf dem Dach des Nachbarhauses. Taube müsste man sein. Oder zumindest manchmal taub. Sie kehren in Zeitlupe wieder zurück in den Alltag, widmen sich wieder dem bimmelnden Telefon und begrüßen den nächsten Anrufer mit einem freundlichen: „Firma Schröder und Schröder, was kann ich für Sie tun?"

Es reichen etwa fünf bis 20 Sekunden, um sich selbst vom sprichwörtlichen „HB-Männchen" in einen „normalen Menschen" zu verwandeln.

Nehmen wir noch ein anderes Beispiel: Elsa, eine Hausfrau, Mitte fünfzig, Raucherin von 20 Zigaretten pro Tag, sitzt Sonntagnachmittag allein in ihrer Wohnung auf dem Sofa. Die Uhr auf dem Sideboard tickt laut und fordernd. Es ist das Hochzeitsgeschenk von Elsas Mutter Hedwig. Die alte Dame hat heute Geburtstag und wartet auf den Anruf der Tochter. Das Verhältnis ist schon lange sehr angespannt. Nie kann man es der störrischen Rentnerin recht machen. Ständig hat sie etwas zu kritisieren, zu fordern und zu korrigieren. Unzufriedenheit ist zu ihrem zweiten Vornamen geworden. Hedwig von-un-zu-Frieden. Die Uhr tickt. Elsas Mann Werner hat vor einigen Minuten das Haus verlassen, um den Hund auszuführen. Obwohl es genau in diesem Augenblick offenbar niemanden gibt, der die Frau unter Erwartungsdruck setzt, zündet sie sich eine Zigarette an und inhaliert. Tief und lange. Der Mut und das fordernde Ticken der Uhr lässt Elsa schließlich zum Telefonhörer greifen: „Alles Gute zum Geburtstag, Mutter!" Durch den Hörer keift es zurück: „Na, ich habe mich gefragt, ob du heute gar nicht mehr anrufst!" Doch ein weiterer Zug an der Zigarette lässt die gekränkte Mutterstimme im grauen Nebel verblassen. Nach einer Zigarettenlänge klickt der Hörer auf die Gabel und das Gespräch ist beendet. An der Wohnungstür dreht Werner den Schlüssel im Schloss herum.

Diese oder ähnliche Wirkungen (Entspannung, Erleichterung, Konzentrationsfähigkeit und Stressimmunität), die immer noch von vielen Medizinern für eine hirnphysiologische Reaktion auf die Inhaltsstoffe einer Zigarette gehalten werden (also als eine durch die Substanzen herbeigeführte Wirkung), sind rein psychisch. Ganz besonders deutlich dürfte dies werden, betrachten wir das offensichtliche Ausbleiben dieser Wirkung des Zigarettenrauches bei Menschen, die das Rauchen ablehnen, wie etwa Passivraucher. Diese müssten zudem zwangsläufig ebenfalls eine Erleichterungswirkung spüren und natürlich auch süchtig werden, wenn die Dosis und Dauer des Nikotinkonsums erreicht ist, die bei einem aktiven Raucher zur Sucht führt.

Unstrittig ist, dass selbst langjährige und starke Passivraucher (wie etwa ein Schankwirt in einer gut gehenden Dorfkneipe es sein könnte) sich selbst weder als süchtig empfinden noch als süchtig gelten.

Aber davon abgesehen: Wenn es doch die Inhaltsstoffe einer Zigarette wären, welche die empfundene Wirkung auslösen, dann würde sich diese Wirkung dadurch steigern lassen, dass wir die konsumierte Dosis erhöhen. Trinken Sie ein Glas Wodka, werden Sie eine substanzielle Wirkung verspüren. Erhöhen Sie die Dosis, dann steigern Sie auch die empfundene Wirkung. Immer und auch bei allen anderen vergleichbaren Organismen.

Jeder chronische Raucher kann bestätigen, dass die oben beschriebene, subjektiv empfundene beruhigende Wirkung einer Zigarette nach dem zweiten Zug nicht mehr gesteigert wird: Die Erhöhung der Dosis erzeugt keine Steigerung der Wirkung! Sie erhält sie vielleicht, *aber sie steigert sie nicht!*

Nun übertragen Sie den Wirkungsverlauf einer Zigarette mal in einem Gedankenspiel auf Ihre Flasche Wodka: Sie nippen an Ihrem Glas, sind sofort sturzbetrunken, als hätten Sie die ganze Flasche getrunken, lallen schmutzige Lieder und tanzen auf dem Tisch. Während Sie die Flasche dann leeren, werden Sie immer nüchterner und fahren schließlich mit dem Auto nach Hause. Absurd? Richtig! Doch beim Rauchen sind wir gewohnt, ohne Einwände zu glauben, dass dies normal wäre. Die haarsträubendsten Erklärungen seitens der Mediziner werden aufgefahren, um zu erklären, warum ein Raucher einen solchen Wirkungsverlauf hätte, doch alle ideologisch motivierten Erklärungsbemühungen scheitern am Vergleich mit dem Passivraucher.

Eine erlernte Symbolwirkung – und keine substanzielle Wirkung – das ist der Grund, warum der Passivraucher sich nicht erleichtert fühlt, wenn er Qualm einatmet, und das ist auch die logische Erklärung, warum ein Raucher, den man zum Einatmen der Substanzen zwingt (in einer verräucherten Kneipe), sich ebenso wenig erleichtert fühlt.

Das ist meiner Ansicht nach der wichtigste Beweis dafür, dass die Inhaltsstoffe einer Zigarette diese Wirkung gar nicht erzeugen, sondern nur die Tatsache, dass Sie absichtlich rauchen!

Mit anderen Worten, es ist wirklich nur das absichtliche Rauchen und nicht der Tabak an sich, welches diese Wirkung und damit letztlich das Gefühl von Sucht ermöglicht. Die subjektive Beruhigung tritt nämlich sofort nach dem ersten Zug, also etwa innerhalb der oben genannten sieben Sekunden (Peak) ein. Doch in dieser Kürze der Zeit haben unsere körperlichen Rezeptoren noch nicht registriert, welchen Wirkstoff wir in welcher Konzentration inhaliert haben. Das komplexe Nikotinmolekül konnte noch gar nicht in ausreichender Konzentration unsere Blut-Hirn-Schranke passieren: Die primär physiologische Wirkung des Nikotins kann sich derartig schnell gar nicht entfalten. Ihre Psyche hingegen hat innerhalb von einer Sekunde erkannt, dass Sie eine Zigarette absichtlich rauchen, und reagiert auf diese Information sofort mit einem antrainierten Gefühl.

Die Wirkungsweise von Neurotransmittern wird von Josef Zehentbauer in seinem Buch „Körpereigene Drogen“ für Laien verständlich und praxisnah beschrieben.

Trotz des allgemein angenommenen Gesundheitsrisikos, unübersehbarer Warnaufrufe auf Zigarettenschachteln und frei zugänglicher Horrorbilder über zerstörte Lungen, Mundhöhlenkrebs, Kehlkopfkrebs und Raucherbeine scheint es also für einen chronischen Raucher sehr schwer zu sein, der Zigarette zu entsagen. Dennoch können Menschen ganz einfach, von jetzt auf gleich auf den Glimmstängel verzichten und vermissen dabei nicht das Geringste. Die Menschen, die meine Praxis verlassen, können sogar trotzdem noch alle paar Monate oder Jahre mal „eine rauchen“, ohne rückfällig zu werden, selbst wenn sie vorher 50 und mehr Zigaretten täglich geraucht haben.

Wie machen diese Menschen das?

Die Menschen, die ohne besondere Hilfe einfach aufhören, waren offenbar zum Glück noch nicht hinreichend aufs Rauchen konditioniert. Die anderen haben mit einigen Informationen, wie dieses Buch sie bietet, verstanden, warum sie eigentlich geraucht haben, und die Kontrolle über das Rauchen zurückerlangt.

Und damit ist es dann ganz plötzlich „aus“ mit dem qualmenden Zauber. Vorbei ist es mit dem Verlangen nach einer Zigarette, denn der Verstand kann sich über das Empfinden hinwegsetzen und das Verhalten steuern. Da können dann Zigaretten auf dem Tisch liegen – kein Verlangen meldet sich. Da kann jemand von seiner neuen Zigarettenmarke vorschwärmen – kein Verlangen meldet sich. Da kann jemand sagen: „He, willst du auch eine Kippe?“, trotzdem entsteht kein Verlangen. Davon sind Sie nur wenige Buchseiten entfernt. Doch bis dahin werden Sie etwas ganz Grundlegendes begriffen haben: warum Sie nicht rauchen – streng wissenschaftlich gesehen.

III. Untaugliche Erklärungsversuche – untaugliche Methoden

Keine Gründe fürs Rauchen

Bevor Sie erfahren, warum Sie rauchen, müssen wir als Erstes einmal schauen, warum Sie glauben zu rauchen. Es gibt einige Gründe, derentwegen Sie nicht rauchen. Zu diesen Gründen – Sie werden sich wundern – gehören:

→ Langeweile
→ Stress
→ Dummheit
→ Disziplinlosigkeit
→ Willensschwäche
→ Gewohnheit
→ Gelegenheit
→ Sucht

Und falls Sie darüber jetzt überrascht sind, lade ich Sie zu einer streng naturwissenschaftlichen Analyse dieser vermuteten Gründe ein, damit Sie selbst sehen, warum Sie rauchen und warum nicht.

„Streng naturwissenschaftlich" bedeutet in diesem Kontext: Ein kausaler Zusammenhang von zwei Faktoren ist beweisbar. Ein Beweis muss unter vergleichbaren Bedingungen allzeit Gültigkeit haben und erlaubt die Annahme einer Gesetzmäßigkeit. Nur wenn etwas wirklich zwingend die Folge von etwas Vorhergehendem ist, kann es als „kausal", also als „ursächlich zusammenhängend" bezeichnet werden. Eine Gesetzmäßigkeit, so lautet der Anspruch der guten, alten Naturwissenschaft, muss für vergleichbare Systeme ausnahmslos gelten – sonst ist es kein Gesetz, sondern bestenfalls eine Regel, die Ausnahmen zulässt, und wäre damit nicht allgemeingültig.

Ein Beispiel soll das verdeutlichen: Isaac Newton (1643 – 1727), auf den diese wissenschaftlich exakte Vorgehensweise zurückgeht, hat im Jahre 1682 das Gravitationsgesetz entdeckt und formuliert. Der Legende nach beobachtete Newton einen fallenden Apfel und geriet darüber ins Grübeln: „Warum fällt der Apfel zur Erde?" Daraufhin stellte Newton die Theorie der Gravitation auf und begründete damit die Grundprinzipien der klassischen Mechanik. Wenn Newton jedoch nur ein einziges Mal beobachtet hätte, dass ein Apfel auch nach oben in den Himmel fällt, hätte er wahrscheinlich nicht länger von einer Gesetzmäßigkeit gesprochen. Er hätte auch nicht stattdessen von einer „Normvariante", einer „Ausnahme" oder einem „Paradoxon" gesprochen, die das Nach-oben-Fallen irgendwie hinnimmt (wie es aber leider bei vielen beobachtbaren Symptomen in der heutigen Schulmedizin absolut üblich ist). Newton hätte schlicht und einfach so lange weitergeforscht, bis er auch die Ursache für den nach oben fallenden Apfel gefunden hätte.

Das Prinzip exakter wissenschaftlicher Beweisführung lässt nicht zu, dass etwas, das nicht kausal erklärbar ist, als bewiesene Gesetzmäßigkeit anerkannt wird.

Was bedeutet dies nun für den Raucher?

Langeweile

Es bedeutet, dass kein Mensch aus Langeweile raucht! Denn wenn Langeweile die Ursache für das Rauchen wäre, dann müsste jeder, der Langeweile hat, daraufhin rauchen. Viele Menschen empfinden Langeweile, doch längst nicht alle rauchen. Die Frage „Warum also ausgerechnet rauchen?" wird durch das bloße Vorhandensein von „Langeweile" nicht beantwortet. Natürlich raucht ein Raucher womöglich hin und wieder, wenn er Langeweile hat. Doch warum dann nicht Naschen oder Nägelkauen, Stricken oder Kreuzworträtsel? Weil dies alles dem Raucher sicherlich keine Erleichterung brächte, wenn er das Verlangen nach einer Zigarette empfindet. Es muss also noch einen tiefer liegenden Grund für das Rauchen geben, der mit Langeweile nichts zu tun hat und zwangsläufig zum Griff nach der Zigarette führt.

Was ist denn Langeweile eigentlich? Haben Sie sich das je gefragt? Können Tiere auch Langeweile empfinden (ohne dass wir diese in das Verhalten des Tieres hineininterpretieren)?

Langeweile ist das schlechte Gewissen für Nichtstun.

Ein Mensch, der seine ganze Kindheit über das Gefühl vermittelt bekommt, man müsse aktiv sein, etwas tun, man dürfe nicht faul und unproduktiv sein, der findet als Erwachsener tausend Möglichkeiten, irgendetwas zu tun, wenn er mal nichts tun möchte, um sich das schlechte Gewissen vom Leib zu halten. Und er wird wie ein geprügelter Hund darunter leiden, wenn er mal wirklich zum Nichtstun verdammt ist.

Stellen Sie sich so einen Menschen einmal an einer Bushaltestelle vor. Es ist morgens um acht und der Bus ist gerade eben abgefahren – verpasst! Dieser Mensch wird etwa 15 Minuten zu spät zur Arbeit kommen.

Was macht unser Langeweiler nun? Er verfällt in Aktivismus: Er studiert den Fahrplan (den er auswendig kennt), liest sich die Werbetafeln durch (die ihn nicht interessieren), fummelt mit seinen Händen herum, wippt mit den Füßen und raucht womöglich eine nach der anderen. Warum?

Um unterbewusst seinem Chef zu zeigen, dass es ihm leidtut, hier festzusitzen. Der im Kopf vorhandene Chef soll bloß nicht denken, dass unser Nervenbündel es auch noch genießt, eine Viertelstunde hier zu sitzen – nein! Er zeigt seinem Chef ganz deutlich: Wenn ich etwas tun könnte, würde ich es tun.

Dieser Aktivismus ist aber nur die Folge eines schlechten Gewissens. Etwas tun können, brächte Erleichterung.

Das schlechte Gewissen, das sind die Autoritäten in unserem „Kopf".

Diese können wir unser Leben lang mit uns herumschleppen – selbst wenn die Verursacher schon längst auf dem Friedhof liegen –, wenn wir uns nicht eines Tages davon trennen. Ist es einem Menschen jedoch gelungen, sein schlechtes Gewissen gegen *Verantwortungsbewusstsein* einzutauschen, ist er plötzlich in solchen Situationen „die Ruhe selbst".

Und damit sind wir bei einem anderen „Kopf desselben Drachens":

Stress

Stress ist eine Überforderungsreaktion aufgrund des Empfindens von Unfreiwilligkeit, behaupte ich.

Und wie Sie sich jetzt sicher selbst schon denken können: Was für Langeweile gilt, gilt ebenso für Stress.

Kein Mensch raucht, *weil* er Stress hat, sondern höchstens wenn er Stress hat. Sonst müssten alle Menschen, die Stress haben, infolgedessen rauchen. Tun sie aber nicht. Um es zu verdeutlichen: Schlaf ist die Folge von Müdigkeit. Jeder Mensch schläft erst, nachdem er vorher müde war. Hier gibt es einen kausalen Zusammenhang. Doch nicht jeder Mensch raucht, wenn er Stress hatte. Die Frage „Warum nicht Nägelkauen, Fluchen, Meditieren? Warum ausgerechnet Rauchen?" wird durch das *bloße Vorhandensein* von Stress nicht beantwortet.

Damit haben wir in einer Minute zwei Gründe, derentwegen Sie vielleicht zu rauchen glaubten, entkräftet. Widmen wir uns nun den nächsten Gründen:

Dummheit

Dies antworten viele Menschen, die zu mir in die Praxis kommen, auf die Frage: „Warum rauchen Sie, obwohl Sie das doch gar nicht wollen?" Nicht selten kommt als Antwort: „Ach,

Herr Winter, ich weiß einfach nicht, warum ich rauche. Wahrscheinlich ist es pure Dummheit. Vielleicht bin ich einfach zu blöd, dass ich mir immer wieder eine anstecke." Und glauben Sie mir, das meint zwar keiner von denen hundertprozentig ernst, aber ausschließen wollen diese Menschen, die teilweise 80 bis 100 Zigaretten täglich rauchen, auch nicht, dass es ihnen an irgendeiner geistigen Fähigkeit mangelt, um das Rauchen sein zu lassen.

Die schlechte Nachricht zuerst: An dieser Vermutung könnte durchaus etwas dran sein, denn wenn mir eine intellektuelle Fähigkeit fehlt, ein bestimmtes Verhalten zu erzeugen, dann werde ich dieses Verhalten natürlich auch nicht erzeugen können. Fehlt mir etwa musikalisches Verständnis, werde ich bestimmt kein guter Musiker (zwar könnte angesichts der aktuellen Casting-Industrie der Eindruck entstehen, dass der Erfolg allein vom Aussehen abhängt, doch ganz ohne Talent ist dieser selbst bei der Popmusik nur von sehr kurzer Dauer).

Oder ein anderes Beispiel: Kann ein Mensch keine Strukturen schaffen oder Abläufe organisieren, wird er bestimmt kein erfolgreicher Chef eines Weltunternehmens.

Fehlt einem Menschen gänzlich die Eigenschaft der Sozialkompetenz, wird er in einem Sozialberuf, wie etwa dem des Arztes, sicherlich nicht besonders erfolgreich sein, zumindest nicht, wenn er mit lebendigen und wachen Menschen arbeitet.

Nun ist es aber so, dass Rauchen ein erworbenes Verhalten ist. Das bedeutet, wir kommen doch gar nicht als Raucher zur Welt und müssen anschließend die Fähigkeit der Nikotinabstinenz entwickeln. Nein, wir haben sie von Anfang an und verlieren sie nie. Und ich behaupte, um aus einem anfänglichen Probieren der Zigarette einen Mechanismus zu generieren, der einen Menschen bis zum Ende seines Lebens verfolgen kann, obwohl er sich dabei die Gesundheit ruiniert, braucht man ein bestimmtes Werkzeug.

Davon abgesehen ist es immer leichter, etwas *zu lassen*, als es *zu tun!*

Jetzt endlich die gute Nachricht: Dieses Werkzeug, mit dem ein Mensch zum dauerhaften Raucher wird, lautet „Intelligenz". Nun bedeutet Intelligenz nicht gleich, dass ein Mensch klug und erfolgreich ist und alles richtig macht. Nein, sogar das Gegenteil kann der Fall sein: Intelligenz ermöglicht einem Menschen, sich selbst in haarsträubende Schwierigkeiten und Probleme zu bringen. Es gibt sehr intelligente Menschen in Gefängnissen, Psychiatrien und in den Wartezimmern der Sozialämter.

Wie oben schon erwähnt, bezeichne ich Intelligenz als „Verknüpfungsfähigkeit". Das ist die Fähigkeit, A plus B zu C zu verknüpfen, die Fähigkeit, das Eine mit etwas Anderem zu kombinieren, um somit zu Neuem zu gelangen, Rückschlüsse zu ziehen und dies zu reflektieren. Wir haben vorhin beim Thema „Symbol" genau davon gesprochen. Aufgrund dieser Fähigkeit können wir einen Mechanismus generieren, der uns fast umbringt.

Worin die Verknüpfungskette nun genau besteht und was somit das Intelligente am Rauchen ist, haben wir schon ein paar Male angedeutet, doch kommen später noch ein paar genauere Details.

Halten wir jedenfalls fest: Nicht Dummheit, sondern strategisch unklug genutzte Intelligenz fesselt Sie an etwas, das Geld kostet, Krebs erzeugen kann und kein Mensch braucht.

Doch diese Intelligenz können Sie natürlich auch klug einsetzen, um sich vom Rauchen wieder zu befreien – Sie sind ja bereits dabei.

Kommen wir zum nächsten Grund:

Disziplinlosigkeit

Dies wird von den Rauchern fast ebenso häufig angeführt wie Dummheit, wird aber schon etwas ernsthafter behauptet.

Was ist überhaupt Disziplin? Disziplin, so möchte ich vorschlagen, ist das ausschlaggebende Kriterium, mit dem ein Mensch seinen bewussten Verstand – seine Ratio – einsetzt. Der bewusste Verstand wiederum ist die Instanz, mit der wir Außenerwartungen registrieren und damit unsere Bedürfnisse und Befindlichkeiten verwalten und gegebenenfalls unterdrücken. Er soll unter anderem in der Hirnregion des linken Frontallappens angesiedelt sein und kann direkt und absichtlich von uns benutzt werden.

Ein Beispiel soll dies verdeutlichen:

Stellen Sie sich vor, es ist halb sechs an einem dunklen Dezembermorgen, Ihr Wecker schrillt Sie ungnädig aus dem Schlaf, Sie blinzeln schlaftrunken aus dem Fenster und stellen fest: Es stürmt und schneit. Minusgrade lassen Eisblumen auf Ihrer Fensterscheibe erscheinen und Ihre Heizung temperiert Ihre Wohnung auf kuschelige Wärme.

Ihre Bedürfnisse und Befindlichkeiten signalisieren Ihnen: „Brrr! Auf gar keinen Fall gehe ich heute zur Arbeit – viel zu kalt draußen!“ Und Ihre pflichtbewusste und ständig strammstehende „Ratio“ in der linken Hirnhälfte ruft Sie umgehend unmissverständlich und streng zur Ordnung: „Aber selbstverständlich gehst du zur Arbeit, Freundchen!“

Welche von den beiden Instanzen fällt nun diese Entscheidung?

Überwiegen Ihre Gefühle, bleiben Sie zu Hause. Überwiegen Ihre Verstandesargumente, gehen Sie zur Arbeit. Letzteres nennt man dann Disziplin: eine Entscheidung entgegen den eigenen Bedürfnissen und Befindlichkeiten, zugunsten der Erwartung anderer.

Warum tut unser Verstand so etwas scheinbar Gemeines?

Warum unterdrückt unser Verstand (unsere Ratio) unsere Gefühle?

Wozu brauchen wir Menschen so etwas Lästiges?

Ganz einfach: Unser Verstand ist unser Instinktersatz.

Ohne Disziplin und bewussten Verstand kann keine menschliche Gesellschaft bestehen.

Menschen besitzen im Gegensatz zu Tieren keine Instinkte (ich meine hier nicht Intuition, die unterbewusste Verarbeitung von Information, die zu einer Entscheidungstendenz führt, die besitzen Mensch und Tier gleichermaßen). Ein Instinkt bezeichnet eine Verhaltensweise, die ohne reflektierte Kontrolle abläuft und einem angeborenen Muster gehorcht. Wir Menschen dagegen haben ein derart komplexes und differenziertes Gehirn, dass wir damit über Entscheidungsfreiheit verfügen und sogar in der Lage sind, „wider die Natur" über bestimmte Dinge zu entscheiden.

Beispiel: Ist ein Brand ausgebrochen, flüchten alle Tiere panisch vor dem Feuer. Wir Menschen hingegen können stehen bleiben und uns das Feuer anschauen. Wir können aber auch einen Feuerlöscher nehmen und in das Feuer hineingehen. Ebenso können wir sagen: „Nimm du den Feuerlöscher und geh du rein." Wir können auch ohne Feuerlöscher ins Feuer gehen und verbrennen. Natürlich können wir auch einfach flüchten. All das können wir Menschen frei entscheiden. Keine dieser Handlungen ist für uns Menschen zwangsläufig.

Dies bedeutet, dass wir in unserem Zusammenleben auf keine sicheren biologischen oder soziologischen Gesetzmäßigkeiten zurückgreifen können – wir können immer entscheiden, was wir tun. Unsere Organisationsform, in der wir zusammenleben, nennen wir Gesellschaft. Und da keine verlässlichen Gesetzmäßigkeiten vorhanden sind, benötigen wir für unser gesellschaftliches Zusammenleben viele Spielregeln. Diese schreiben wir auf und nennen sie Gesetze – und hoffen, dass sich jeder daran hält. Diese Notwendigkeit besteht für Tiere nicht.

Tiere haben ihre Instinkte und können sich auf ihre jeweiligen Organisationsformen verlassen: ihren Ameisenstaat, ihr Bienenvolk, ihren Schwarm, ihr Wolfsrudel.

So können Bienen absolut sicher sein, dass niemand aus ihrem Volk in die Wabe des Nachbarn einbricht und dort den Honig stiehlt.

Ameisen können hundertprozentig sicher sein, dass niemand von ihnen erklärt: „Ich habe keine Lust mehr auf diesen Ameisenhaufen, ich melde mich jetzt arbeitslos und liege nur noch faul in der Sonne. Versorgt mich bitte mit."

Ein in einem Schwarm organisiertes Tier ist nicht in der Lage, sich über die gemeinsame Ordnung hinwegzusetzen und eine Abteilung zu gründen, die versucht, vor den anderen am Ziel zu sein.

Die Mitglieder eines Wolfsrudels können sicher sein, dass kein Wolf den anderen totbeißt und auffrisst, wenn sie sich zum Schlafen in ihre Höhle gekuschelt haben, obwohl es sich hier doch um Raubtiere handelt, die den lieben langen Tag kaum etwas anderes versuchen, als andere Tiere zu töten und zu fressen.

Tiere können so etwas aber nicht frei entscheiden, sondern bewegen sich im Spielraum ihrer Instinkte, die ihnen somit eine gewisse Sicherheit gewährleisten (Ausnahmen gibt es bei den am höchsten entwickelten Tieren, wie Walen, Delfinen, Haien, Schimpansen, Gorillas und Elefanten, von denen einige wahrscheinlich sogar in der Lage sind, sich selbst zu töten).

Wir Menschen jedoch können, ohne mit der Wimper zu zucken, andere Menschen in Unsicherheit bringen. Ich könnte, wenn ich Hunger hätte, versuchen, Ihnen einfach Ihr Frühstücksbrötchen wegzunehmen und aufzuessen. Und Sie wiederum würden, wenn Sie Ihre inneren Bedürfnisse und Befindlichkeiten nicht unterdrücken könnten, mir dafür ein blaues Auge verpassen.

Damit wir Derartiges nicht tun – denn wir würden in völliger Unsicherheit leben, täte jeder, wonach ihm gerade ist –, haben wir unseren Verstand, unser „Disziplinzentrum". Mit Disziplin sorgen wir dafür, dass wir nicht tun, wonach uns gerade ist, sondern jeweils abwägen, was andere davon halten. Die Wahrnehmung von Fremderwartungen aktiviert unsere Disziplin.

Anders ausgedrückt: Ich treffe bewusst eine Entscheidung für die Interessen der Anderen und gegen meine eigenen Bedürfnisse, damit ich in Sicherheit bleibe. Disziplin ist das Kriterium, nach dem ich meinen bewussten Verstand einsetze.

Sie fragten sich, ob Ihnen einfach nur Disziplin fehlt, um das Rauchen aufzugeben? Eine Gegenfrage: Rauchen Sie denn, weil das von Ihnen erwartet wird?

Sie rauchen doch gar nicht für jemand anderen. Sie rauchen nicht, weil ihr Onkel Kioskbesitzer ist und Sie anfleht: „Mensch, du musst mehr qualmen! Guck mal, wie viele Kippen ich hier noch auf Vorrat habe, kauf mir die ab, sonst bin ich bald pleite."

Sie rauchen auch nicht für den Bundesfinanzminister, der über den maroden Staatshaushalt klagt und nur Ihr Beitrag zur Tabaksteuer hier Milderung der Misere schaffen kann. Ja, Sie rauchen noch nicht einmal für Ihren Hausarzt, damit der nicht arbeitslos wird, obwohl dies durchaus in seinem Sinne sein könnte, sonst würde er Ihnen ja nicht einreden, Sie seien süchtig und es wäre schwierig, davon loszukommen.

Nein, Sie rauchen überhaupt nicht für jemand anderen.

Deshalb können Sie es auch nicht für jemand anderen dauerhaft und rückfallfrei lassen, wenngleich Sie rauchen dürften. Sie würden weiterrauchen, weil es Ihnen gefällt.

Dies bedeutet: Disziplin kann Sie nicht zum Nichtraucher machen, denn für alles, das Sie für sich selbst tun, brauchen Sie keine Disziplin. Disziplinlosigkeit bedeutet also gar nicht, dass man deshalb das Rauchen nicht doch einfach lassen kann. Zu hoher Disziplindruck ist sogar der Auslöser für das Rauchen! Deshalb drehen ja viele Raucher fast durch, wenn sie sich mit eiserner Disziplin das Rauchen verbieten. „Entzugserscheinungen" nennen die das dann.

Also weiter zu den Gründen, warum ein Mensch *nicht* raucht: Ein zunächst ähnlich klingendes Argument für das Rauchen ist die oft bekundete

Willensschwäche

Doch was ist der Wille eigentlich? Unser Wille ist die Affinität (Hinwendungsbereitschaft) zu einem Ziel. Ich will etwas haben, anfassen, sein, erreichen etc. Jeder Mensch hat somit einen Willen. Doch eine Kleinigkeit übersehen wir immer: Wir versehen dieses Ziel mit einer Präferenz, das heißt, wir entscheiden, wie wichtig es uns ist. Und ist einem Menschen ein Ziel nicht absolut wichtig, erreicht er es auch nicht – denn es gibt Wichtigeres. Ist einem Menschen ein Ziel aber absolut wichtig, erreicht er es auch – denn nichts ist in diesem Moment wichtiger.

Es gibt keine Willensschwäche oder Willensstärke!

Denken Sie nach: Alles, was Ihnen im Leben absolut wichtig war, das haben Sie auch erreicht. Und alles, was Sie nicht erreicht haben, das war Ihnen schlicht und einfach nicht wichtig genug. Hier gibt es keine Ausnahmen.

Ein Freund erklärte mir während eines Termins zur Raucherentwöhnung:

„In diesem Punkt stimme ich mit dir nicht überein. Mir war es in meinem Leben absolut wichtig zu studieren. Doch, wie du weißt, stamme ich aus der DDR und bin von dort 1987 geflüchtet. Ich war nicht ‚linientreu' und ohne SED-Parteibuch ließen die mich nicht studieren. Keine Chance."

Ich erwiderte: „Dann hast du doch dein wichtigstes Ziel präzise erreicht: Viel wichtiger als dein Studium war dir offensichtlich das Konsolidieren deiner politischen Ideologie. Davon bist du keinen Millimeter abgerückt. Dafür bist du sogar unter Lebensgefahr aus der DDR geflüchtet. Jemand, dem das Studium wirklich das Wichtigste gewesen wäre, hätte gesagt: ‚Ja, nun gebt mir schon das Parteibuch. Hauptsache, ihr lasst mich studieren.'"

Ein zweites Beispiel:

Eine Frau, Mitte fünfzig, saß vor mir in meiner Praxis und explodierte geradezu vor Wut, als ich ihr erklärte, es sei gar kein Problem, unser Ziel zu erreichen – denn wir erreichen immer unser Ziel. Unser Problem sei es zu ergründen, welches Ziel:

Wenn ein Mensch nicht das Ziel erreicht, das er gerne erreichen möchte, dann erreicht er das Ziel, das ihm offenbar viel wichtiger ist als dieses. Dieses ist meist unbewusst und es zu entdecken, ist jeweils die Schwierigkeit.

Die Frau wurde jedenfalls ganz aufgebracht und erklärte: „Das ist doch alles Quatsch. Ich wollte immer den Beruf ausüben, für den ich sechs Jahre lang studiert habe. Doch das wurde mir unmöglich gemacht: Ich hätte in eine weit entfernte Stadt umziehen müssen, hatte aber kein eigenes Geld und mein Vater hat es obendrein unmöglich gemacht. Er sagte: ‚Wenn du solch einen Beruf ausübst, dann glaube ja nicht, dass ich noch stolz auf dich bin. Und falls du ohne einen Pfennig Geld wegziehst, hoffst du ja wohl nicht ernsthaft, dass ich dich finanziell unterstütze? Wenn du uns hier im Stich lässt, brauchst du gar nicht erst wieder nach Hause zu kommen.'"

Ich erwiderte: „Damit haben Sie doch Ihr wichtigstes Ziel exakt erreicht. Sie hätten sich nur zwei Fragen stellen und natürlich auch beantworten müssen, um definitiv herauszufinden: ‚Was ist denn mein wichtigstes Ziel?' Und dann hätten Sie die Wertung verändern können. Sie hätten dann entscheiden können: ‚Nein, das sollte mir aber nicht mehr so wichtig sein.'"

Sie wurde sichtlich rot vor Wut und ich erklärte ihr weiter:

„Die erste Frage lautet: ‚Welchen Sinn macht mein Ziel? Warum will ich das überhaupt erreichen?'

Antwort: ‚Den Beruf auszuüben, für den ich sechs Jahre studiert habe, hat den Sinn, dass dieser Beruf mir gefällt. Ich werde ihn gerne ausüben und wahrscheinlich darin aufgehen. Das ist der Sinn.'

Die zweite Frage lautet: ‚Und welchen Preis hast du dafür zu zahlen?'"

Da wäre meine Kundin fast umgefallen. Sie verschränkte ihre Arme und zischte: „Was soll das heißen: Preis zahlen?"

Ich antwortete: „Aber sicher: ‚Preis zahlen'. Wir müssen für alles einen Preis entrichten: Bleibe ich morgens im warmen Bett liegen, weil es draußen stürmt und schneit, kann ich nicht gleichzeitig zur Arbeit gehen und Geld verdienen. Ich riskiere für meine Gemütlichkeit glatt meinen Job.

Gehe ich andererseits meiner Arbeit nach, kann ich nicht zur gleichen Zeit in meinem warmen Bett bleiben – selbst wenn ich hohes Fieber haben sollte. Ich riskiere meine Gesundheit, ja gar mein Leben.

Wir müssen für alle Lebensentscheidungen einen Preis zahlen: Der muss nicht hoch sein, aber er ist immer zu entrichten. Das ist die Dualität im Leben – egal, was Sie tun, egal, was Sie lassen, es gibt immer einen Vorteil und einen Nachteil. Sie müssen entscheiden, was wichtiger für Sie ist."

Der Preis dieser Frau für die Verwirklichung ihres Berufswunsches wäre gewesen:

Sie lebt mutterseelenallein in einer fremden Stadt, mit schäbigen Möbeln zur Untermiete – in irgendeinem heruntergekommenen Zimmer, das ihr nicht gefällt, und ist finanziell am untersten Limit. Ihr Vater schüttelt zu Hause die Fäuste gen Himmel und verflucht sie, sie brauchte gar nicht erst wiederzukommen. Und ihre Mutter weint sich die Augen aus dem Kopf und erlebt womöglich den schlimmsten Ehekrach ihres Lebens wegen ihrer Tochter.

Keine Frage – das ist ein hoher Preis, aber wäre sie bereit gewesen, diesen Preis zu zahlen, hätte sie ihr ersehntes Ziel erreicht. Und hätte sie ihr Ziel erreicht, wäre der Sinn aufgegangen. Wäre der Sinn aufgegangen, dann wäre sie in dem geliebten Beruf womöglich so erfolgreich gewesen, sodass ihr eigener Vater vielleicht richtig stolz auf sie geworden wäre. Sie hätte also möglicherweise nicht nur ihr Ziel, sondern gleichzeitig das Ziel ihres Vaters erreicht – wenn sie bereit gewesen wäre, den Preis dafür zu entrichten.

Dies alles hat sie sich aber nicht überlegt. Andernfalls hätte sie nämlich entdeckt, worin ihr tatsächlich primäres, also absolut wichtigstes Ziel bestanden hat: Ihr Vater sollte nicht wütend auf sie sein.

Ein „sofortiges Gefühl von Sicherheit" war ihr erheblich wichtiger als „echte Sicherheit".

Für das Gefühl von Sicherheit brauchte sie nur das „brave Töchterchen" zu bleiben, das sich nach dem Willen des Vaters richtet. Aber eine echte Sicherheit war das nicht, denn sobald sie sich zu verwirklichen versuchte, stand der Vater dagegen und übte Druck auf sie aus.

Um echte Sicherheit zu erlangen, hätte sie als Preis eine Zeit der Unsicherheit in Kauf nehmen müssen. Aber das Gefühl von Sicherheit war ihr wichtiger als alles andere. Hätte sie das reflektiert, hätte sie zu ihrem Vater sagen können: „Ich gehe." Wenn der dann gesagt hätte: „Dann verschwinde doch, du undankbares Miststück!", hätte sie antworten können: „Siehst du, Vater, du gibst mir ja gar keine echte Sicherheit, sondern nur das Gefühl davon, und auch nur, wenn dir danach zumute ist – dann kann ich auch die andere Unsicherheit in Kauf nehmen, da gewinne ich wenigstens am Ende Unabhängigkeit (also echte Sicherheit)."

Es gibt folglich keine Willensstärke oder Willensschwäche, obwohl diese Begriffe sogar in deutschen Wörterbüchern aufgeführt sind. Die Ziele, die Sie nicht erreichen, sind Ihnen nicht wichtig genug. Was Sie jedoch erreichen, war Ihnen absolut wichtig. Das hat nichts mit „Stärke" oder „Schwäche" zu tun, sondern mit Reflexionsvermögen. Sich über seine Ziele im Klaren zu sein, um alles Erforderliche ganz bewusst in Kauf zu nehmen, ist der ganze Trick der Erfolgreichen.

Jetzt haben Sie etwas zum Nachdenken, denn wenn es doch keine andere Möglichkeit gibt, als immer das zu erreichen, was einem am wichtigsten ist, und wenn hierfür noch nicht einmal besondere Stärke notwendig ist, dann stellt sich an dieser Stelle für Sie die Frage: „Warum rauche ich denn dann?"

Antwort: „Weil es etwas gibt, das Ihnen noch viel wichtiger ist, als nicht zu rauchen."

Nun könnten Sie grübeln und sagen: „Das Rauchen ist mir offenbar wichtiger, als nicht zu rauchen", doch das wäre falsch. Das Rauchen ist Ihnen überhaupt nicht wichtig, denn das können Sie mühelos ab sofort sein lassen.

Es ist die Wirkung einer Zigarette: Diese Wirkung ist Ihnen so wichtig, dass Sie sogar heute noch geraucht haben, obwohl Sie dieses Buch lesen, um damit endlich aufzuhören. Richtig?

Doch wie macht man denn nun die Wirkung einer Zigarette, ohne dabei zu rauchen? Haben Sie noch etwas Geduld, wir klären noch eben die restlichen Gründe, aus denen Sie rauchen könnten. Es bleiben nicht viele übrig:

Gewohnheit und Gelegenheit

Hier wird es wieder recht simpel. Kein Mensch raucht aus Gewohnheit, auch Sie nicht. Natürlich sind Sie vielleicht gewohnt zu rauchen, aber das ist doch noch lange nicht der Grund, der zum Anzünden einer Zigarette führt. Sie sind noch viel komplexere Dinge gewohnt zu tun.

Nehmen wir als Beispiel einmal Autofahren. Ähnlich komplex wie das Rauchen, müssen viele Dinge erlernt und beachtet und viele Handgriffe koordiniert werden.

Wenn Sie mit Ihrem Pkw unterwegs sind, eine Parklücke suchen und eine am Straßenrand finden, parken Sie dann lieber vorwärts oder lieber rückwärts ein? Falls rückwärts: Wo liegt der Rückwärtsgang bei ihrem Wagen? Denken Sie nach: Wo müssen Sie Ihren Schalthebel hinbewegen, um ihn in den Rückwärtsgang zu bringen?

Niemand ist dazu in der Lage, die Frage „Wo ist dein Rückwärtsgang?" zu beantworten, ohne sich zumindest ein wenig zu bewegen (außer Sie sind Fahrschullehrer und sagen es dreimal am Tag). Siebzig von hundert Personen antworten auf die Frage, indem sie den Arm und die Hand bewegen und das Schalten des Rückwärtsganges andeuten.

Dreißig Prozent aller Befragten rollen zumindest mit den Augen und nicken mit dem Kopf in die Richtung des Rückwärtsganges.

Wir müssen den Schaltweg praktisch mit unserem Körper nachvollziehen, damit der Verstand überhaupt die genaue Position des Rückwärtsganges erfasst. So sehr sind wir daran gewöhnt, in den Rückwärtsgang zu schalten. Probieren Sie es aus: Fragen Sie, wen Sie wollen, alle bewegen sich zunächst etwas, bevor sie antworten. Die Frage nach dem Rückwärtsgang erzeugt beim Befragten Autofahrer sofort eine Trance, es sei denn, er will Ihnen nicht antworten.

Um eine komplexe Handlung zu reflektieren, sind wir darauf angewiesen, unsere rechte Gehirnhälfte zunächst passiv anzusteuern (uns in eine Lage hineinzuversetzen), um das Verhalten anschließend in der linken Gehirnhälfte zu rationalisieren, also sprachlich zu vereinfachen.

Und nun nehmen wir einmal an, Sie befinden sich mit Ihrem Fahrzeug auf dem Heimweg. Sie befahren eine Straße, und etwa einen Kilometer vor Ihrem Zuhause stehen Sie plötzlich vor einer gerade eben rot gewordenen Baustellenampel und Sie wissen: „Das kann jetzt dauern."

Doch da entdecken Sie neben sich die „größte und schönste Parklücke der Welt". Sogar die Parkuhr ist noch gefüttert und lockt Sie mit 1 ½ Stunden kostenloser Parkzeit! Wie reagieren Sie?

Wegen dieser unglaublich guten Gelegenheit und wegen der tief sitzenden Gewohnheit reißen Sie Ihren Schalthebel in den Rückwärtsgang und fahren rückwärts in die Parkbucht?

Nein, das tun Sie nicht: Sie wollen ja schließlich nach Hause.

Das bedeutet aus psychologischer Sicht: Nur weil wir etwas gewohnt sind und egal, wie sehr, heißt das noch lange nicht, dass wir es auch zwangsläufig tun. Nicht einmal dann, wenn sich eine selten gute Gelegenheit ergäbe. Eine Handlung wird erst dann vollzogen, wenn es einen Grund dafür, einen Handlungsauslöser, gibt.

Sie rauchen niemals aus Gewohnheit, sondern immer erst dann, wenn Sie einen Grund dafür haben. Denn Sie rauchen wahrscheinlich jeden Tag ungefähr die gleiche Anzahl von Zigaretten, Sie rauchen im Urlaub nicht null und danach wieder 80 Zigaretten jeden Tag, sondern kontinuierlich in etwa die gleiche Menge.

Würden Sie aus Gewohnheit rauchen, dann müssten Sie, wenn Sie in einer Situation bleiben, in der Sie aus Gewohnheit rauchen (z. B. Sonntagmorgen nach dem Frühstück, jetzt bleiben Sie einmal 12 Stunden an diesem Tisch sitzen), aufgrund der Gewohnheit, die Sie ja zum Rauchen bringt, nun zwangsläufig alle verfügbaren Zigaretten hintereinander wegrauchen. Das tun Sie aber nicht.

Hier muss eine Unterscheidung getroffen werden, die zunächst spitzfindig erscheinen mag:

Sie rauchen nicht aus Gewohnheit, sondern mit Ihrer Gewohnheit.

Die Gewohnheit sorgt lediglich dafür, dass Sie beim Rauchen keinen Qualm in die Augen bekommen, Sie nicht zu tief inhalieren und mit der Glut möglichst keine Brandlöcher verursachen.

Egal, was Sie gewohnt sind: Zähneputzen, spät aufstehen, Alkohol trinken – Sie tun das alles niemals, weil Sie es gewohnt sind, sondern nur, wenn es einen Grund dafür gibt.

Die Gewohnheit ist niemals der Grund zum Rauchen.

Meine Definition von Gewohnheit:

Eine Gewohnheit ist ein Verhaltensmuster, aufgrund dessen ein komplexer Handlungsablauf abgerufen werden kann, ohne dass die bewusste Verstandeskontrolle hierfür notwendig wird.

Nicht eines dieser vorher genannten Phänomene ist also der Grund fürs Rauchen. „Ja, aber ..." ist der an dieser Stelle übliche Einwand der Neunmalklugen, „dann ist Rauchverhalten folglich multifaktoriell!"

Multifaktoriell, also von vielen Faktoren beeinflusst und bedingt, nennen Ärzte und Wissenschaftler ein Phänomen immer dann, wenn sie entweder die Ursache nicht verstanden haben oder diese verschleiern wollen. Mit einer solchen Scheinerklärung hält man sich eine Zwickmühle offen, mit der Sie als Patient dann wahlweise behandelt werden können. Wenn die eine Maßnahme nichts nützt, probiert man eben eine andere aus, und immer so weiter, ohne Ihnen zu verraten, dass man nicht an Ihrer Heilung interessiert ist, sondern nur an Ihren Krankenkassenbeiträgen.

Kommen wir also zum letzten Grund, weswegen ein Mensch irrtümlicherweise glauben könnte zu rauchen:

Sucht

Ich habe es ja schon seit der ersten Seite gesagt: Es gibt keine körperliche Sucht beim Rauchen, denn wenn Rauchen eine körperliche Sucht erzeugte, müssten alle betroffenen Menschen bei Tabakabstinenz auch körperliche Entzugserscheinungen verspüren! Dies ist aber längst nicht der Fall. Auch Sie haben schon zigmal die Erfahrung gemacht, dass Sie das Rauchen einfach sein lassen und für viele Stunden keine Entzugserscheinungen verspüren: nachdem Sie sich zu Bett gelegt haben. Sie sind dann ja nicht sofort „ausgeknipst" oder scheintot, Sie liegen noch ein paar Minuten wach im Bett, warten auf den Schlaf und haben trotzdem für Stunden kein Verlangen nach einer Zigarette.

Ich behaupte: Kein Raucher der Welt ist jemals aus dem Schlaf wach geworden, weil er das Gefühl hat, rauchen zu müssen. Vielleicht werden Sie wach, weil Sie Durst haben oder zur Toilette müssen, weil der Mond scheint oder der Hund bellt, aber niemals, weil Ihr Körper Nikotin braucht – braucht er nämlich nie, wie Sie nun erfahren werden.

Körperliche Sucht

Entzugssymptome und physiologische Wirkungen von Substanzen unterliegen bekanntermaßen nicht der Willkür; eine körperliche Sucht wirkt auf jeden vergleichbaren Organismus auch vergleichbar ähnlich.

„Körperlich" bedeute demnach: in Ursprung und Wirkungsweise auf physiologische Funktionsvorgänge materieller Ursachen bezogen.

Im Klartext: Der Körper reagiert auf chemische Stoffe, mit denen er in Berührung kommt. Diese Reaktion ist in ihrer Kausalität rein materieller Natur. Das wiederum bedeutet aber, dass jeder Körper mit ähnlicher Beschaffenheit in ähnlicher Weise reagieren wird.

Der Körper signalisiert nach Erlangung der Abhängigkeit bei Senkung des Spiegels der benötigten Substanzen ein Mangelempfinden. Hiermit zeigen die körperlichen Rezeptoren an, dass diese Substanzen zur Aufrechterhaltung der physiologischen Funktionen nachgeschoben werden müssen. Erfolgt die Nachschubgabe nicht, reagiert der Körper mit der Verstärkung des Mangelempfindens, welches unabhängig vom Bewusstsein, Wachzustand oder Gesundheitszustand des Menschen ist. Sofern der betroffene Körper noch nicht durch die kontinuierliche und letztlich Abhängigkeit erzeugende Gabe des Suchtstoffes derart geschädigt ist, dass er nicht regeneriert werden kann, ist eine körperliche Sucht dadurch aufzulösen, dass der Suchtstoff so lange nicht von außen zugeführt wird, bis der Körper wieder in der Lage ist, auf die Außengabe der Substanzen, nach denen er verlangt, zu verzichten.

Um es mit einem vereinfachten Beispiel zu verdeutlichen: Wenn Sie zu wenig Flüssigkeit zu sich nehmen, bekommen Sie Durst. Löschen Sie den Durst nicht, wird er so groß, dass Sie alles tun werden, um ihn zu löschen – das geht nicht nur Ihnen so, sondern wahrscheinlich jedem Menschen.

Hiermit sei postuliert: *Ein Körper kann nur nach etwas süchtig sein, was er in physiologischer Hinsicht benötigt.*

Nun kann man bei Durst natürlich nicht von einer körperlichen Sucht sprechen. Hierfür benötigen wir ein weiteres

Kriterium: Die lebensnotwendige Substanz *muss in überhöhter Dosis giftig sein.*

Registrieren nach Konsum die dafür vorgesehenen Rezeptoren eine bereits stark erhöhte Konzentration bestimmter körpereigener und in höherer Dosis toxischer (giftiger) Stoffe im Blut, wird die Eigenproduktion nach unten reguliert, denn sonst herrschte eine selbst erzeugte Überdosierung vor. Diese Eigenüberdosierung ist dem gesunden Körper jedoch nicht möglich. Wird die Außengabe beibehalten, so wird die Eigenproduktion der benötigten Stoffe offensichtlich derart gedrosselt, dass bei Abbau dieser Substanzen der Spiegel im Blut ins lebensbedrohliche Defizit absinkt. Die körpereigene Produktion kommt nicht nach, das Suchtverhalten wird induziert. Diesen Regelkreis erlebt jeder Mensch beispielsweise beim Konsum von Heroin.

Heroin

Heroin (chem. Diacetylmorphin, $C_{21}H_{23}NO_4$) ist ein von der Firma Bayer 1898 ursprünglich als Schmerz- und Hustenmittel entwickeltes Medikament, welches zu diesem Zweck heute noch in Großbritannien verschrieben werden kann (aber nicht wird).

Die Wirkung von Heroin hat eine Halbwertszeit von vier bis sechs Stunden, ist interessanterweise für die inneren Organe unschädlich, erzeugt aber eine körperliche Abhängigkeit. So wird ausnahmslos jeder Mensch, der aufgrund von chronischem Heroinkonsum von dieser Droge körperlich abhängig geworden ist, in jedem Bewusstseinszustand die körperlichen Entzugssymptome verspüren: sowohl im Schlaf als auch während seines Wachzustandes – da helfen weder Akupunktur noch Hypnose. Dieses wichtige Kriterium einer körperlichen Sucht wird von keiner anderen (nicht morphinverwandten) Suchtdroge erfüllt.

Die physiologische Wirkung von Heroin ist analgetisch (schmerzhemmend) und antitussiv (Hustenreiz unterdrückend).

Heroin wird im Gehirn zu Substanzen umgebaut, von denen mindestens eine der Körper braucht. Es handelt sich dabei um eine körpereigene Morphinvorstufe. Morphin wirkt auf Rezeptoren der körpereigenen Endorphine, im Volksmund auch „Glückshormone" genannt. Wahrscheinlich wird Heroin zu Enkephalinen oder Endorphinen umgebaut, Botenstoffe, die das Gehirn normalerweise selbst herstellt. Diese Substanzen werden von Geburt an selbstständig erzeugt und vom Körper unter anderem für die Ansteuerung lebenswichtiger Funktionen (Muskelbewegung, Temperaturregelung, Stoffwechsel) benötigt. Die Wirkung auf psychischer Ebene ist in der Hauptsache ein Gefühl von Adaptationsfähigkeit, sich auf etwas gut einstellen zu können und sich als ressourcenvoll und bereit zu empfinden.

Führt man einem Menschen diese Substanzen jedoch von außen zu – etwa durch Heroininjektion –, dann greift der weiter oben beschriebene Regelkreis: Die körperlichen Rezeptoren registrieren den Konzentrationsanstieg im Blut, der Körper reguliert seine eigene Produktion nach unten, andernfalls würde er sich selbst überdosieren und eine Atemdepression erzeugen, wozu ein normal gesunder Körper allein aufgrund dieses Regelkreises aber nicht imstande ist.

Behält man die Zufuhr von Heroin auch am zweiten Tag in Folge bei, also ohne zwischenzeitliche Abstinenz, und setzt den Konsum dann weiterhin über den Zeitraum von insgesamt sechs Tagen fort, dann drosselt der Körper seine Eigenproduktion der notwendigen Substanzen bis zum absoluten Stillstand. Spätestens am sechsten Tag kontinuierlichen Heroinkonsums bei gleichzeitiger Dosissteigerung ist die körpereigene Produktion der Morphinvorstufen stark eingeschränkt und der Konsument ist ab diesem Zeitpunkt von einer Außengabe dieser Stoffe abhängig.

Süchtig im Sinne von „lebensnotwendig darauf angewiesen" war der Körper nach diesen Substanzen tatsächlich bereits ein Leben lang; die Problematik ist, dass der Konsument diese Stoffe nun von außen zuführen muss, weil sein Körper sie nicht mehr eigenständig herstellt. Die externe Zufuhr geschieht zudem meist auf unphysiologischem Wege, wie etwa injizieren oder schnupfen.

Der klinische „Vorteil" einer körperlichen Sucht, sofern man in diesem Zusammenhang diesen Begriff verwenden kann, besteht darin, dass man lediglich die Suchtstoffgabe unterbinden muss, um die körperliche Sucht zu beenden.

Sobald ein Drogenkonsument von Heroin abstinent ist, nimmt der Körper bereits ab dem ersten Tag die Eigenproduktion seiner benötigten Morphinvorstufen wieder auf und ist, je nach Konstitution (Gesundheitszustand, Ernährungszustand, Größe, Gewicht usw.), ab dem vierten bis sechsten Tag suchtfrei. Länger dauert die Entgiftung und Umstellung eines Körpers nicht, wenn der Patient gleichzeitig ausreichende Mengen Flüssigkeit aufnimmt, Obst und Gemüse isst, Bettruhe einhält und wenig Energie verbraucht. Der Körper hat die Produktion dieser Stoffe schließlich nicht „verlernt", sondern hatte sich nur aus dem toxischen Bereich herausreguliert.

Werden die lebensnotwendigen Substanzen nicht mehr von außen zugeführt, erzeugt der süchtige Körper, wie schon gesagt, ein starkes Mangelempfinden und signalisiert damit deutlich, dass die physiologischen Funktionsvorgänge bald schwer beeinträchtigt sind.

In weiterer Folge kann der Entzügige Funktionsstörungen feststellen, die auf das Fehlen von körpereigenen Stoffen zurückzuführen sind.

Das bedeutet für den körperlich süchtigen Menschen konkret: Der Entzügige erlebt Krampfanfälle und ist kaltschweißig, leidet unter Erbrechen, Schüttelfrost und Durchfall und empfindet dabei oftmals Schübe von Todesangst. Dieser Entzug dauert unter kontrollierten klinischen Bedingungen im Regelfall zwei Tage und resultiert in der Unabhängigkeit von der Substanzaußengabe. Im Jargon: Man ist körperlich wieder „clean".

Nach etwa vier bis sechs Tagen benötigt der Körper das Heroin nicht mehr. Man kann nun ohne die Droge wieder schlafen, was nicht möglich war, als man noch körperlich süchtig (also von der Außengabe der Substanzen abhängig) war.

Damit ein körperlich abhängiger Mensch überhaupt Schlaf finden kann, muss er sich vor seiner Schlafphase Heroin in Höhe einer halben Tagesdosis zuführen (16 Stunden Wachzustand, 8 Stunden schlafen = halbe Tagesdosis, welche aber dummerweise nicht in einer einzigen Gabe konsumiert werden darf), zumal die Stoffwechseltätigkeit während des Schlafes natürlich ebenfalls stattfindet. Aus diesem Grunde stehen Heroinabhängige, die an einem substituierenden Methadonprogramm teilnehmen (also statt Heroin Methadon nehmen), oft um 7.00 Uhr morgens schon sehnsüchtig vor den Türen des Gesundheitsamtes, also lange vor der Öffnungszeit. Das körperliche Verlangen nach der Substanzgabe dominiert jegliches Sozialverhalten.

Sehr ausführlich wurde der Verlauf der Heroinsucht bereits im Jahre 1978 von Kai Hermann und Horst Rieck in dem Buch „Wir Kinder vom Bahnhof Zoo" nach Tonbandprotokollen der damals heroinsüchtigen Christiane Felscherinow beschrieben. Spätestens seit diesem Buch hätte die medizinische Forschung bereits zwischen „körperlichen" und „psychischen" Faktoren der Abhängigkeit differenzieren können.

Übrigens, lässt ein Mensch zwischen den Heroingaben etwa eine Woche Zeit vergehen, entwickelt er keine körperliche Sucht, so wie es Detlef in „Wir Kinder vom Bahnhof Zoo" ging. Er „fixte" nämlich zunächst nur am Wochenende und wurde deswegen bewundert: „Detlef ... war nicht auf Turkey, denn er war noch nicht körperlich abhängig. Aber er war wahnsinnig schussgeil." Doch leider nahm die „Schussgeilheit" dann auch bei ihm überhand und nach ein paar Tagen trat die körperliche Abhängigkeit ein.

Wenn ein Heroinsüchtiger über den Zeitraum von zwei bis drei Wochen seine tägliche Dosis jedes Mal um einen winzigen Betrag verringert, bekommt er keinen „Turkey" (Entzugskrampf) und ist trotzdem anschließend „clean". Er sollte dann aber parallel dazu die psychische Komponente des Heroinkonsums reflektieren und auflösen.

Fazit: Wäre ein Mensch nach den Inhaltsstoffen der Zigarette körperlich süchtig, müsste er vor dem Zubettgehen die Hälfte seiner Tagesdosis „auf Vorrat" rauchen oder alternativ jede Nacht im regelmäßigen Zeitabstand eine Zigarette rauchen. Das Sozialverhalten wäre dem Rauchverhalten unabdingbar untergeordnet, Nichtraucher-Langstreckenflüge beispielsweise wären unmöglich, weil jeder Raucher Entzugskrämpfe bekäme, und die bloße Abstinenz von Tabak führte zur Unabhängigkeit/Suchtfreiheit.

Der Rauch von Tabak erzeugt keine körperliche Sucht. Das ist auch der Grund, weshalb Passivraucher nicht süchtig werden. Allein in Deutschland sind es derzeit 3.300 Menschen jährlich, die durch das Passivrauchen zwar krank werden und infolgedessen sterben, aber eben nicht süchtig waren.

Offenbar verhält es sich also so, dass das Rauchverlangen aufgrund einer rein psychischen Appetenz (Verlangen) auftritt. Ein psychisches Verlangen unterliegt völlig anderen Kriterien als eine körperliche Sucht. Die persönliche Interpretation der Emotionen, die durch das Rauchen ausgelöst werden, spielt hierbei die zentrale Rolle. Bei einer rein körperlichen Sucht, wie sie etwa bei Heroin vorliegt, führt die kontrollierte Abstinenz vom Suchtstoff zur körperlichen Unabhängigkeit von diesem.

Nun können Sie sich an drei Fingern abzählen, dass auch Alkohol nicht körperlich süchtig macht. Alkohol schadet dem Körper, aber der Körper braucht keinen Alkohol, es sei denn, Sie sind eine Fruchtfliege, dann ernähren Sie sich von gegorenem Obst, werden davon aber weder krank noch betrunken. Warum auch Alkoholiker rückfallfrei mal wieder „einen heben" gehen können, nachdem die psychischen Aspekte des Konsums aufgelöst sind, beschreibe ich in meinem Buch über Alkoholismus.

Psychische Sucht

Bei einer psychischen „Sucht“ verhält es sich jedoch ganz anders.

„Psychisch“ bedeute hiernach: ursächlich und in Wirkungsweise auf psychische Prozesse (Empfindungen) bezogen.

Wie schon oben erwähnt, möchte ich der Anschaulichkeit halber vorschlagen, die Psyche als „Steuerung“ des Körpers zu sehen, analog zu einem Computerprogramm. Dieses „Programm“ kann als ein Informationskomplex verstanden werden. Eine Information kann durch eine andere Information – und nur durch eine andere Information – erweitert, ergänzt oder in ihrer Wirkungsweise neutralisiert werden. Beispielsweise kann die Information „Ich kann nicht Fahrrad fahren“ nur durch die Information „Ich kann doch Fahrrad fahren (nachdem ich es gelernt habe)“ vollständig neutralisiert werden. Die psychische Disposition „Ich bin nikotinsüchtig“ kann durch die Erfahrung „Es gibt keine Nikotinsucht (also kann ich gar nicht körperlich süchtig sein)“ dahingehend beeinflusst werden, dass die körperlichen Symptome nicht (psychogen) erzeugt werden.

Ein psychischer Prozess kann somit ein Empfinden oder Verhalten auslösen, ohne dass hierfür ein Kontakt mit chemischen Stoffen erforderlich ist. In weiterer Folge sind natürlich an diesem hirnphysiologischen Ablauf Transmitterstoffe beteiligt, doch die Kausalität einer Substanzgabe oder -ausschüttung ist nicht gegeben!

Wird eine psychische Appetenz, wie vorgeschlagen, von Substanzen unabhängig gesehen, ist sie mit entsprechender Methodik innerhalb kurzer Zeit aufzulösen. Die Methodik des

Auflösungsprozesses ist ein rein psychologisches Vorgehen (Analyse und Reflexion des Suchtverhaltens). Wie wir später noch sehen werden, geht das zu korrigierende Verhalten einher mit einem Mangel an Bewusstsein von Selbstverantwortlichkeit und bedarf dementsprechend keinerlei medikamentöser oder körperlicher Unterstützung.

Erfolgreich anwendbar ist dieses Verfahren auch bei „Spielsucht", „Internetsucht", „Esssucht", „Kokainsucht", Alkoholismus und anderen pathologisch wiederkehrenden, bedürfnismotivierten Verhaltensweisen.

Differenzierung körperliche / psychische Sucht

Wir hatten vorhin schon von Iwan Pawlow und seinen Hunden gesprochen. Um nun zu klären, wie ein Mensch überhaupt diese vermeintliche psychische Sucht aufbaut, möchte ich auf den in der Medizin verwendeten Begriff „Suchterkrankung" in Bezug auf psychische Sucht verzichten, denn wie ich zeigen werde, liegt bei einer psychischen Sucht nichts vor, das auf eine körperliche oder geistige Fehlfunktion oder Störung schließen lässt.

Vielmehr ist eine psychische Sucht ein nachvollziehbares Verhaltensmuster, das von einer körperlichen Reaktion begleitet sein kann.

Eine psychische „Sucht" gilt derzeit in der Medizin noch als große therapeutische Herausforderung mit nicht klar vorhersagbarem Ausgang. Nicht annähernd wird bei der Suchtbehandlung die Präzision erreicht, mit der Ärzte bei den meisten körperlichen Symptomen vorgehen. Einem zum Verschwinden gebrachten Suchtverhalten haftet noch immer der Nimbus des Zufälligen an. Erworbene Suchtfreiheit gilt als weitgehend instabil und wird nicht selten mit medikamentöser Begleitung als bloße Abstinenz vom Suchtstoff aufrechterhalten. Dennoch ist es möglich, eine psychische „Sucht" dauerhaft und rückfallfrei innerhalb von Minuten aufzulösen, wie sich beobachten lässt.

Daher möchte ich so weit gehen und deutlich sagen: *Die Psyche kann nicht süchtig werden, denn wenn ein Mensch durch eine bloße Erkenntnis innerhalb von Sekunden Symptomfreiheit erlangt, kann hier weder eine Krankheit noch eine Sucht vorliegen.*

Es scheint also, dass wir mit dem bisherigen Verständnis von Sucht seit Jahrzehnten einem Irrtum unterliegen – ein tödlicher Irrtum, der jährlich mehr Opfer fordert als durch alle illegalen Drogen, AIDS und Autounfälle zusammengenommen (nach einer britischen Studie steigt die Zahl bis 2025 weltweit um etwa 10 Millionen Tote pro Jahr). Ein weit reichender Irrtum, der im Verdacht steht, eher eine wirtschaftlich motivierte Lüge zu sein, nicht zuletzt weil es derzeit eine hoch entwickelte „Rauchentwöhnungs-Industrie" gibt, die von einem völlig falschen Ansatz ausgeht und somit nur zufällige und längst keine dauerhaften positiven therapeutischen Ergebnisse produzieren kann. Die bisherigen Methoden sichern weder zweifelsfrei ihren Erfolg, noch können sie ein positives Ergebnis nebenwirkungs-, abstinenz- und rückfallfrei sicher voraussagen. Die Medizinindustrie verschlingt einige Milliarden Euro an Forschungsgeldern und war bislang nicht in der Lage, Rauchern wirklich und einfach zu helfen, so wie es zumindest jeder einigermaßen überzeugende Pädagogik-Student könnte, denn diese lernen, was Konditionierungen sind und wie man diese wieder auflösen kann.

Cyban und Co.: Wie man nicht zum Nichtraucher wird

Nun können Sie sich allmählich denken, warum Sie nicht einfach nur Ihre Zigaretten wegschmeißen und andere materielle Mittel benutzen können, um das Rauchen zu beenden. Das würde Sie noch nicht vom Verlangen nach der Wirkung befreien.

Das, worum es Ihnen wirklich geht, lässt sich nicht durch Ersatzstoffe gleichwertig erzeugen, und auf die Wirkung verzichten dürfen Sie auch nicht, wie ich weiter unten noch genauer ausführen werde.

Solange der wahre Grund des Rauchens aber noch weitgehend unbekannt ist, wird es weiterhin eine hochprofitable „Rauchentwöhnungs-Industrie" geben. Es steht zu befürchten, dass dieser Industriezweig von meinem Ansatz auch nicht unbedingt begeistert sein dürfte. Wundern Sie sich also nicht, wenn künftig noch mehr Forschungsergebnisse „beweisen" wollen, dass Nikotin ja fürchterlich süchtig macht und Sie unbedingt ein „Entwöhnungs-Präparat" kaufen müssen.

Doch wie ich schon sagte, die bisher bekannten Methoden produzieren aufgrund eines falschen Ansatzes, aus Unwissenheit oder Profitgier nur zufällige Ergebnisse, die alle auf Abstinenz angewiesen sind. Zudem lassen sich mit diesen Methoden als Monotherapie lediglich Abstinenzraten von 15 bis 25 Prozent für ein Jahr erreichen.

Sehen wir uns also nachfolgend einmal einige dieser Methoden zur Raucherentwöhnung ganz genau an.

Akupunktur

Eine Methode, die auf körperlicher Ebene operiert: Mit Nervenstimulation durch Nadeln oder Reizstrom werden bestimmte physiologische Vorgänge im Hirn ausgelöst, mit denen das Verlangen nach einer Zigarette verschwinden kann.

Nun verlangt der Körper aber gar nicht nach einer Zigarette, wie wir bereits gesehen haben. Insofern überwiegt hier wahrscheinlich die Suggestionswirkung („Ich wurde akupunktiert, also bin ich Nichtraucher"). In der Folgezeit der erzeugten Abstinenz kann sich ein Mensch nun entscheiden, ob er weiterhin auf Zigaretten verzichtet oder nicht. Die Nervenstimulation fördert wahrscheinlich eine Zeitlang die Bildung von Endorphinen, der Erwartungsdruck, unter den sich ein Raucher setzt, würde hierdurch zunächst etwas abgeschwächter wahrgenommen, der Griff nach einer Zigarette kann warten.

Doch circa die Hälfte aller akupunktierten Raucher beginnt nach kurzer Zeit wieder zu rauchen – ein Großteil der anderen Hälfte Monate oder gar Jahre später.

Die meisten der etwa 40.000 bis 50.000 Ärzte, die in Deutschland Akupunkturen durchführen, gehen davon aus, dass zwischen vier und sechs Behandlungen in drei Wochen zur Raucherentwöhnung notwendig seien. Entzugserscheinungen wahrscheinlich, Erfolgsaussicht ungewiss. Die Erfolgsquote liegt bei etwa 20 Prozent Abstinenz nach Akupunktur.

Lesen Sie dazu einen Beitrag des Südwestdeutschen Rundfunks vom 21. Februar 2007 (veröffentlicht unter www.swr.de):

„35 Jahre lang hat Kurt Ullrich geraucht, 40 bis 50 Zigaretten am Tag, bis zu diesem schwarzen Tag vor zwölf Jahren: ‚Nachdem mich meine erste Frühstückszigarette am Morgen umgehauen hat, das heißt mich bewusstlos gemacht hat – Gott sei Dank war meine Frau anwesend gewesen und hat mich gleich geweckt, daher habe ich das ganz gut überstanden –, war das für mich der Grund aufzuhören. Das habe ich dann auch durchgehalten, obwohl es mir sehr schwergefallen ist. Nach etwa 14 Tagen habe ich mir von einem Akupunkteur helfen lassen, der nach der dritten Behandlung erfolgreich war. Danach spürte ich zum ersten Mal nicht mehr das Verlangen, eine Zigarette zu rauchen.'

Und das ist bis heute so geblieben. Drei Behandlungen mit Akupunktur. Und dann schon rauchfrei? Das geht nur, wenn die Patienten aktiv mitarbeiten, meint die Ärztin Elisabeth Salaske. Sie wendet Akupunktur nur dann an, wenn bereits einen Tag lang nicht geraucht wurde. Dann spüren die Raucher die ersten Entzugssymptome, Gereiztheit, Herzrasen, Schweißausbrüche. Auf der Ohrmuschel sitzen Reflexpunkte des vegetativen Nervensystems. Genau in die werden kleine Stahlnadeln gestochen: ‚Die bei der Entwöhnung ausgesprochen wirksam sein können, weil es sich ja bei der Entzugssymptomatik um eine vegetative Symptomatik handelt. Insgesamt macht es den Patienten ruhiger. Dadurch ist die Entzugssymptomatik leichter zu ertragen.'"

Der Bericht schließt mit: „Aber eine Akupunktur kann niemals den Willen beeinflussen. Der Entschluss, aufzuhören, muss vom Raucher selbst kommen."

Das bestätigt auch der Ulmer Allgemeinmediziner Dr. Florens Nestler: „Die Nadel kann eine Unterstützung bieten, sie kann die Nebenwirkungen dieses Entzugs mildern, aber wird nie die Motivation ersetzen, die sie brauchen, um dann auch durchzuhalten." Er bietet deshalb psychologische Unterstützung an. Der Therapie-Preis: bis zu 800 Euro für Privatzahler.

Sowohl Akupunktur als auch das weiter unten beschriebene Entwöhnungspräparat Cyban funktionieren also offenbar am besten, wenn man parallel mit der Psyche arbeitet. Ich behaupte, das Arbeiten mit der Psyche reicht – den Rest kann man getrost weglassen. Doch es ist nicht „irgendein Arbeiten mit der Psyche". Es sollte schon um die richtigen Informationen gehen, wie die nächsten Methoden zeigen.

Nichtraucherseminare

Die bisherigen Nichtraucherseminare sind fast allesamt schon sehr dicht an der Lösung dran. Das wohl bekannteste Seminar heißt „Easyway" und ist von dem Briten Allen Carr entwickelt worden. Allen Carr war selbst Kettenraucher. Aufgehört hatte er im Jahr 1983 mit Hilfe eines Hypnotiseurs, so schreibt er in seinem Buch. Doch die Möglichkeit, dass er offenbar willenlos tut, was man ihm sagt, konnte der rational denkende Carr für sich nicht akzeptieren (abgesehen davon war es ja auch gar nicht so. Carr hat nach einer Hypnose einfach aufgehört zu rauchen, weil er nicht mehr rauchen wollte. Wie ich ja nicht müde werde zu betonen, ist das Aufhören viel einfacher als das Anfangen). Aber fortan versuchte sich Allen Carr selbst zu erklären, warum er nicht mehr rauchte, und beschrieb diesen – meiner Ansicht nach ein wenig hilflosen – Erklärungsversuch in seinem Buch „Endlich Nichtraucher". Ich kenne einige Menschen, die das Buch fast auswendig gelernt haben, aber ich kenne keinen Menschen, der dadurch zum Optionsraucher wurde (das ist das, was ich mit „echtem Nichtraucher“ meine), obwohl er sich vorher süchtig fühlte.

Die Erfolgsquote seiner „Easyway“ genannten Methode liegt nach eigenen Angaben bei etwa 60 Prozent, das ist aber immer noch etwa ein Drittel unter der klassischen Schlusspunktmethode (siehe unten).

Als er aufgehört hatte zu rauchen, kämpfte Allen Carr mit der ständigen Gefahr des Übergewichtes (auch hierüber hat er bereits ein Buch verfasst). Diese Gefahr bestünde nicht, wenn Carrs Methode die wirklichen Hintergründe des Rauchens aufgedeckt hätte. Es steht sogar die Vermutung im Raum, dass Allen Carr das Rauchen wieder heimlich angefangen hatte – ein halbes Jahr, bevor er im Jahr 2006 verstarb, wurde bei ihm Lungenkrebs diagnostiziert. Und wenn Sie sich erinnern: Nach zehn Jahren ist das Lungenkrebsrisiko nicht mehr höher als bei einem Nichtraucher. Besonders pikant: Ich habe in meiner Praxis zertifizierten Trainern dieser Methode geholfen, tatsächlich rauchfrei zu werden.

Auch die „Nichtraucher in 5 Stunden“-Methode des Düsseldorfer Marketingberaters und Mediziners Dr. Stefan Frädrich geht ebenfalls schon sehr in die richtige Richtung, betont aber leider noch den vermeintlichen Suchtcharakter von Nikotin und glaubt an Entzugserscheinungen. Auf die Erfolgsquote fand ich auf seinen Internetseiten bislang leider keinen Hinweis. Auch Frädrich erklärt seinen Kunden, dass sie nicht zu rauchen brauchen, was ja durchaus stimmt. Nicht dass Sie mich falsch verstehen: Wenn man einem Menschen hilft, das Rauchen zu beenden, ist das lobenswert und einwandfrei. Mir geht es hier allein darum, dass es unmoralisch ist, wider besseres Wissen dem Raucher den Ausstieg zu erschweren und ihm zudem Abstinenz zu verordnen.

Cyban

Das von der Firma GlaxoSmithKline als Antidepressivum konzipierte Medikament wurde 1997 als erstes nikotinfreies Präparat zur Raucherentwöhnung zugelassen.

Die Nebenwirkungen des darin enthaltenen Wirkstoffes Bupropion können allerdings derart unerträglich ausfallen (Allergie, Herzrasen, Kreislaufversagen), dass dieses Medikament bald wieder vom Markt verschwinden sollte – doch aufgrund der niedrigen Erfolgsquote von sechs bis 20 Prozent (plus Rückfall-Dunkelziffer) wäre das für die „Entwöhnungswilligen" absolut verkraftbar. Ohne diesen Giftstoff wird die Welt nicht schlechter, höchstens Ihr Apotheker etwas umsatzschwächer.

Vareniclin

Das seit Frühjahr 2007 in Deutschland erhältliche Medikament Champix mit dem Wirkstoff Vareniclin stimuliert die Acetylcholinrezeptoren und sorgt somit für einen Dopaminausstoß. Ein subjektives Befriedigungsgefühl gilt als dessen Folge. Hierdurch wird zudem das Belohnungsgefühl beim Rauchen abgeschwächt – was die Zigarette also überflüssig machen soll. Interessanterweise ist bei einer Studie mit 4.000 Rauchern die Höhe der Therapieabbrüche durch unerwünschte Nebenwirkungen wie Übelkeit, Albträume, Schlaflosigkeit und Kopfschmerzen mit rund zehn Prozent genauso hoch wie bei der Placebo-Gruppe.

Was wirkt denn nun da genau? Die Substanz oder die Gedanken? Klar, wenn man einen Raucher glücklich macht, hat er auch keinen Schmacht. Dafür bekommt er dann tagsüber

Kopfschmerzen und nachts Albträume – falls er schläft. Meine Meinung: Wenn Sie sich schon vergiften, können Sie dafür auch gleich Zigaretten nehmen.

Nikotinkaugummi

Eigentlich gar nicht so falsch gedacht ist diese Idee, den Raucher eben nicht Gift einatmen, sondern kauen zu lassen, um damit den Nikotinspiegel zu halten. Immerhin trägt das Kauen eines Kaugummis ähnliche Botschaften wie das Rauchen einer Zigarette. Sie lauten: „Ich bin kein Kleinkind (sonst dürfte ich das hier ja nicht)" und „Du bekommst nicht meine ungeteilte Aufmerksamkeit, denn ich bin auch noch mit meinen Gedanken bei dem, was ich hier mache". Diese durch erlernte Verknüpfung zustande gekommene – natürlich wieder völlig unterbewusste – Botschaft ist es wahrscheinlich, die jeden Lehrer zur Weißglut bringt, wenn seine Schüler im Unterricht demonstrativ Kaugummi kauen. Offensiv zur Schau gestelltes Kaugummikauen wirkt auf uns immer so, als würden wir ignoriert werden.

Fatal bei Nikotinkaugummis ist nur, dass es für den Raucher gar nicht um die Aufnahme von Nikotin geht. Ebenso die „orale Stimulierung" ist absolute Nebensache. Vergleichen wir:

Die Erfolgsquote, mit Nikotinkaugummi eine Weile nicht zu rauchen, liegt bei etwa 40 Prozent.

Die Erfolgsquote, beim allabendlichen Zubettgehen eine Weile nicht zu rauchen, liegt bei 100 Prozent.

Nikotinpflaster

Jetzt wird der Ansatz schon etwas absurder:

Wenn ein mit Nikotin versehenes Pflaster dem Raucher etwas bringen sollte, warum bewirkt dann das passive Einatmen des Qualmes nichts, rein gar nichts, egal, in welcher Konzentration?

Dr. Ulrich Barthelmes, Allgemeinmediziner aus Heilbronn, macht häufig die Beobachtung, dass „nach dem körperlichen Entzug der psychische Drang bleibt, wieder zum Glimmstängel zu greifen – zum Beispiel aus Gewohnheit. Dieser Drang kann ein Jahr oder noch länger anhalten, ist aber nicht so stark wie die körperlichen Entzugserscheinungen. Aber trotzdem ..."

Nur wenn die „Entzugserscheinungen" so schwer sind, dass der Patient sie nicht aushalten kann oder will, verschreibt Doktor Barthelmes Nikotinersatzpräparate. Allen voran Nikotinpflaster mit der Begründung: „Die Leute schwitzen nicht so stark, die Pulsbeschleunigung ist nicht so stark, das Unwohlsein ist nicht so stark, es wird letztlich der Entzug auf eine längere Zeit hin gestreckt und auf die Art und Weise die Intensität reduziert."

Dankenswerterweise vermutet Dr. Barthelmes richtig, dass das Problem in der Psyche zu suchen ist, doch abgesehen davon, dass er die „Gewohnheit" als Bösewicht ansieht, so stellt sich doch die Frage:

Wenn es um die Nikotindosis ginge, warum hat dann kein Raucher Entzugserscheinungen, wenn er acht Stunden friedlich schläft?

Ergo: Allein durch die Autosuggestiv-Wirkung „Ich habe ein Nikotinpflaster, also werde ich Nichtraucher" reduzieren

Menschen den Zigarettenkonsum und verringern ihre so genannten Entzugserscheinungen. Ein Placebo-Effekt.

Also, vergessen Sie die Pflaster! Mit dem Rauchen aufhören können Sie auch, ohne durch ein potenziell tödliches Gift Hautausschlag zu bekommen.

Impfung

Ganz neu! Impfen Sie sich gegen das Rauchen – und am besten auch gleich gegen Dummheit. Wer die Impfung ausprobiert hat, weiß: Zum Nichtraucher wird damit niemand, höchstens zum derzeit nicht rauchenden Raucher.

Lesen Sie selbst, was das Fachmagazin „Ärzte Zeitung" schreibt: „Eine Vakzine gegen Nikotin hat das Unternehmen Cytos Biotechnology aus Zürich entwickelt, deren Wirksamkeit in einer großen Phase-II-Studie geprüft wurde. Teilnehmer sind 341 Raucher, die seit mindestens drei Jahren täglich zehn bis 40 Zigaretten rauchten und bereit waren, das Rauchen aufzugeben.

Ein Drittel hat ein Placebo-Präparat injiziert bekommen, die Übrigen einen Impfstoff auf Nikotinbasis. Geimpft wurde fünfmal im Abstand von je dreißig Tagen. Alle Teilnehmer erhielten zudem Tipps zur Raucherentwöhnung. Die Teilnehmer wurden vier, fünf und sechs Monate nach Therapiebeginn gefragt, wie sie es mit dem Rauchen hielten. Außerdem wurden die Aussagen durch Labormessungen überprüft.

Die Ergebnisse der Zwischenauswertung dieser bislang weltweit größten klinischen Studie zur Nikotin-Impfung hat Professor Jacques Cornuz von der Universität Lausanne in

Orlando vorgestellt. Die Daten sind durchaus ermutigend: Die Vakzine löste in Tests eine Immun-Antwort gegen Nikotin bei allen Geimpften aus, wenn auch in unterschiedlichem Maße.

Aber helfen die Antikörper gegen Nikotin auch, die Sucht zu unterdrücken? ‚Das Ergebnis übertraf unsere Erwartungen', sagte Cornuz. Sechs Monate nach Therapiebeginn zeichnet sich ab, dass vor allem die Teilnehmer mit hohen Antikörpertitern eine hohe Abstinenzrate erreichen: 57 Prozent der Teilnehmer, die hohe Antikörpertiter entwickelt hatten, waren abstinent.

Unter den Rauchern mit mittleren und niedrigen Antikörpertitern waren es nur 32 Prozent und damit nicht signifikant mehr als mit Placebo (31 Prozent). Die hohe Abstinenzrate mit Placebo erklärt Prüfarzt Dr. Karl Klingeler vom Schweizer Lungenzentrum Hirslanden damit, dass Injektionen und häufige Arztkontakte einen hohen Placebo-Effekt haben.

Ziemlich abstrus schien vielen Forschern bis dato, durch Impfung ein komplexes Verhalten wie die Abhängigkeit von Suchtstoffen zu mindern. Schließlich ist Rauchen nicht nur mit der Wirkung von Nikotin im Gehirn assoziiert, sondern mit ‚Millionen Male ausgeführten Handbewegungen und sozialem Verhalten', sagt Klingeler.

Aber Vorversuche an immunisierten Ratten hatten ergeben: Antikörper fangen Nikotin im Blut ab und verhindern, dass es ins Gehirn gelangt. Sie vermindern die Wirkung von Nikotin auf Herz und Blutgefäße. Sie unterdrücken die Selbstversorgung der Ratten mit nikotinhaltiger Nahrung und bremsen die Ausschüttung von Botenstoffen im Gehirn, die Belohnung signalisieren. ‚Eine effektive Impfung gegen Nikotin würde natürlich auch mit Verhaltenstraining kombiniert', sagt Klingeler."

So weit der Bericht vom 1. August 2005. Nun, wenn der Effekt der Impfung darin besteht, dass das Gehirn kein Nikotin mehr aufnehmen kann und damit eine Zigarette uninteressant wird, bedeutet das doch im Klartext: „Atmen Sie einfach frische Luft, da ist auch kein Nikotin drin."

Außerdem frage ich mich, wozu denn eigentlich bei einer Impfung noch „Tipps zur Raucherentwöhnung" und „Verhaltenstraining" notwendig sind. Brauchen Sie bei einer Schluckimpfung gegen Polio auch Tipps und Trainings gegen Kinderlähmung, damit die Impfe auch wirklich wirkt und nicht versehentlich nur so wirksam wie ein Placebo ist?

Nein! Die Zigarette wurde schlicht und einfach durch die Impfung wieder vom Ursprungsreiz entkoppelt und – Sie haben es ja gelesen – das geht auch durch Placebos ganz gut. Ich hoffe nur, dass die Impfung gegen Nikotin nicht allzu viele Nebenwirkungen hat, damit die Öffentlichkeit diesen schicken Marketingtrick der Pharma-Mafia nicht übel nimmt.

Kräuterzigaretten

Ein Freund aus Indien erzählte mir, dass bis zum Beginn des Zweiten Weltkriegs auf dem indischen Subkontinent Zigaretten aus verschiedenen Kräutermischungen – Makadamia, Nelke, Menthol usw. – bestanden.

Kein Tabak – also auch kein Nikotin – befand sich in den Glimmstängeln.

Genau das ist das Rezept der nikotinfreien Zigaretten, die es teuer in Apotheken gibt und mittels derer eine langsame Entwöhnung vom Nikotin möglich sein sollte.

Komischerweise fühlten sich aber die Inder beim Rauchen ihrer Zigaretten genauso cool, lässig und erleichtert, wie es der Rest der Welt bei Tabak tut.

Klartext: Ob Sie Kräuterzigaretten rauchen oder Tabakzigaretten, ist Ihrem Wirkungsverlangen gleichgültig – Hauptsache, Sie glauben, dass die Zigarette echt ist und bei Ihnen etwas bewirkt.

Während meines Studiums erzählte mir mein Psychologieprofessor Prof. Dr. Hartke von folgender Studie aus den Siebzigern:

Um herauszufinden, wie gut diese nikotinfreien Kräuterzigaretten funktionieren, hat man eine Studie mit 150 Teilnehmern durchgeführt, die in zwei gleich starke Test-Gruppen unterteilt wurden.

Man überreichte den Teilnehmern der Gruppe A Kräuterzigaretten in Hülle und Fülle zur freien Verfügung mit der Anweisung: „Rauchen Sie von diesen Zigaretten in den nächsten zwei Wochen, so viel Sie wollen. Darin befindet sich kein Nikotin, kein Teer – Sie können damit nichts verkehrt machen. Doch rauchen Sie bitte während der Studie ausschließlich diese Kräuterzigaretten – nichts anderes an Tabakwaren."

Gruppe B erhielt ebenfalls Kräuterzigaretten mit den obigen Anweisungen. Gruppe B wusste jedoch nicht, dass sie die „Placebo-Gruppe" war: Die Teilnehmer erhielten ganz normale Zigaretten, die mit einem starken „Kräuterduft" aromatisiert waren.

Nach zwei Wochen wurde Gruppe A befragt, welche Erfahrungen sie mit den Kräuterzigaretten gemacht hatten.

Einige Teilnehmer berichteten, die nikotinfreien Zigaretten „brächten überhaupt nichts“ und sie rauchten nun das Doppelte von dem, was sie noch vor zwei Wochen konsumiert hatten.

Andere kommentierten, die Kräuterzigaretten schmeckten fürchterlich und sie rauchten momentan nur die Hälfte von der bisherigen Tagesration.

Wieder andere gaben an, sie hätten diese Kräuterzigaretten probiert, aber angeekelt auf den Konsum verzichtet.

Alle Teilnehmer der Gruppe A schilderten übereinstimmend, ihrem Körper fehlte das Nikotin, was zu deutlichen Entzugserscheinungen führte.

Das klang zunächst nicht überraschend. Doch als Gruppe B interviewt wurde, berichteten die Teilnehmer erstaunlicherweise über identische Erfahrungen. Diese Teilnehmer hatten aber Nikotin erhalten – so viel sie wollten – und gaben trotzdem zu Protokoll:

„Ich rauche fast das Doppelte, die Kräuterzigaretten bringen mir nichts und meinem Körper fehlt irgendwie das Nikotin.“

Das kann man nicht als „Placebo-Effekt“ bezeichnen, denn nur weil Sie einerseits nicht wissen, in welcher Nahrung beispielsweise Vitamin C enthalten ist, heißt das andererseits noch lange nicht, dass diese Substanz in Ihrem Körper nicht wirkt, wenn Sie das Nahrungsmittel zu sich nehmen.

Und nur weil Sie es für absolut ausgeschlossen halten, dass in dieser Nahrung Vitamin C vorhanden sei, bedeutet das noch immer nicht, dass die Ascorbinsäure nicht trotzdem in Ihrem Körper wirkt. Glauben Sie, dass ein Abführmittel, das Sie unwissentlich einnehmen, deshalb nicht wirkt? Oder ein Schlafmittel? Eine Droge? Und bei Nikotin soll das anders sein?

Und davon abgesehen gibt es bei jedem Placebo-Effekt eine körperliche Dosierungsgrenze: Die Teilnehmer der Gruppe B haben aber so viel Nikotin zu sich genommen, dass es definitiv wirken musste. Das hat es übrigens auch – gefäßverengend: Die Raucher waren hellblau (cyanotisch) im Gesicht und fiepsten aus den Bronchien wie junge Hunde. Das Nikotin wirkte natürlich sehr wohl im Körper – aber Nikotin erzeugt nicht die Wirkung, wegen der ein Raucher raucht.

Fast alle Teilnehmer der Kräuterzigaretten-Untersuchung äußerten jedoch übereinstimmend: „Kräuterzigaretten bringen mir nichts; ich will mal wieder eine echte Zigarette rauchen."

Das ist kein Placebo-Effekt, sondern man hat damals schlicht und einfach übersehen, warum ein Mensch raucht – nämlich nicht wegen der Inhaltsstoffe einer Zigarette.

Das ist der Beweis: Die subjektive Wirkung einer Zigarette wird nicht durch die Inhaltsstoffe einer Zigarette erzeugt. Wir haben weiter oben ja schon geklärt, dass diese Wirkung dann ja durch Erhöhung der Dosis zu steigern sein müsste – ist sie aber nicht.

Überdies wurde damit in den späten Siebzigerjahren schon versehentlich bewiesen, dass Nikotin gar nicht süchtig machen kann, denn sonst hätte man ja keine nikotinfreien Zigaretten hergestellt, sondern Zigaretten mit abnehmender Nikotindosis. Anderenfalls hätte man Entzugserscheinungen verursacht.

Hypnose

Zugegeben, durch Hypnose haben Sie bislang die stabilsten Ergebnisse bei der Raucherentwöhnung. Es kommt allerdings sehr darauf an, wie und wozu der Hypnosepraktiker (ich halte Hypnose nicht für eine Therapie, deswegen sage ich hier auch nicht „Hypnosetherapeut“) die Hypnose einsetzt.

Es gibt da zum Beispiel die alte Schule mit der Aversions-Methode, wie sie auch Heilpraktiker Sven Frank in seinem Buch „Hypnotherapie“ beschreibt. Der Hypnotiseur suggeriert hierbei, dass Ihnen vom Rauchen schlecht wird. Oft wird danach Zigarettenrauch als eklig empfunden. Jetzt war aber damals für Sie als Teenager der Qualm womöglich auch eklig. Und gerade weil Sie das überwunden haben, waren Sie ganz stolz und wurden zum Raucher. Ich rate von so etwas ab, weil Suggestionen einen Eingriff in Ihre persönliche Entscheidungsfreiheit bedeuten. Niemand, der demokratisch denkt, kann Suggestionen befürworten – auch nicht zu scheinbar therapeutischen Zwecken.

Mit einer anderen Hypnose-Methode wird Ihnen einsuggeriert, es wäre doch herrlich, wenn Sie endlich frische Luft atmen. „Stimmt“, kann ich da nur sagen, doch was hat das denn mit dem Gefühl zu tun, sich dem Erwartungsdruck entziehen zu wollen? Weshalb aber gerade dieser Ansatz so erfolgreich ist, liegt daran, dass den Menschen zusätzlich eingeredet wird, öfter mal Pause zu machen und das Fenster zu öffnen, um frische Luft zu atmen. „Bingo!“, sage ich da. Doch was tut unser armer abstinenter Raucher, wenn er in einer Konferenz sitzt und sich nicht traut, einfach das Fenster zu öffnen, oder wenn es einfach keine Möglichkeit zur Pause gibt?

Folglich haben wir auch hier leider nur eine exogene Abstinenz. Es gibt Menschen, die nach einer Hypnose für eine Weile nicht mehr rauchen (wie Allen Carr), doch können sie dann entweder übergewichtig, leicht reizbar oder nach Jahren wieder rückfällig werden.

Technische Hilfsmittel

Noch relativ neu auf dem Markt ist Ruyan, ein elektrischer Nikotinzerstäuber. Nun, wenn Sie gerne Nikotin einatmen, wäre das genau das Richtige für Sie. Allerdings wissen Sie ja jetzt, dass Nikotin mit der subjektiv empfundenen Wirkung nichts zu tun hat, denn die machen Sie schließlich selbst. Ich persönlich denke, dass es für einen Raucher schon erniedrigend genug ist, ihn als therapiebedürftigen Härtefall darzustellen, da muss man ihm nicht noch eine alberne E-Zigarette als Heilmittel verkaufen.

Bionic 880 ist ein elektronisches Gerät, das die Ausschüttung von unserem „Glückshormon" Endorphin, also körpereigenem Morphin, stimuliert. Diesem Effekt traue ich noch am meisten zu, denn genau das tut ein Raucher, wenn er sich für ein paar Sekunden einmal um sich selbst und nicht mehr um Fremderwartungen kümmert. Zur Unterstützung für Menschen mit Angststörungen sicherlich interessant. Aber warum sollten Sie das eine Hilfsmittel (Zigarette) durch ein anderes ersetzen wollen? Übrigens lässt sich die Ursache einer Angststörung hervorragend mit der 25-minütigen CD aus meinem Buch „Heilen durch Erkenntnis" bewusst machen und auflösen.

Schlusspunktmethode – Reduktion – Abstinenz

Einfach zu einem bestimmten Zeitpunkt mit dem Rauchen aufzuhören, weist erstaunlicherweise mit ca. 80 Prozent die höchste Erfolgsquote auf, wenn es nur um das Aufhören geht – was nach meinen vorangegangenen Ausführungen erklärlich sein dürfte. Aufhören kann schließlich jeder sofort.

Doch bis jemand diesen „Ent-Schluss" packt, vergehen oft Jahre und zahllose quälende Fehlversuche.

Einfach weniger rauchen funktioniert in der Regel genauso gut wie einfach weniger schlafen. Irgendwann wird es dann zwangsläufig doch wieder mehr, wenn man sein tatsächliches Verlangen nicht befriedigt. Es heißt, nur etwa fünf bis sieben Prozent aller entwöhnungswilligen Raucher sind nach einem Jahr noch abstinent.

Die Schlusspunktmethode wird noch von verschiedenen offiziellen Instanzen, wie etwa der Bundeszentrale für gesundheitliche Aufklärung (was für ein Armutszeugnis, dass unsere eigene Regierung diesen Unfug auch noch „Aufklärung" nennt!), empfohlen. Wer nicht konditioniert ist, hat damit auch keine Last – für alle anderen sind Symptomverschiebungen fast vorprogrammiert.

Fazit: Niemand, der von sich selbst behauptete, süchtig zu sein, kann aufgrund einer Behandlung mit diesen Methoden rückfallfrei gelegentlich weiter Tabakwaren konsumieren. Das Rauchen einfach zu beenden, ohne zu wissen, warum man überhaupt raucht, fällt den meisten Menschen sehr schwer und kann gefährliches Ersatzverhalten (Gereiztheit, Konzentrationsmangel, Unruhe oder übertriebenes Essverhalten) hervorrufen.

Warum andere Methoden (fast) erfolgreich sind

Sie haben nun gesehen: Es gibt viele Wege nach Rom, doch keiner führt tatsächlich auch zum Stadtkern. Ich sagte weiter oben schon, der Anspruch einer Suchtauflösung sollte nicht Abstinenz sein, sondern Konsumfreiheit, sonst ersetzen wir ja den einen Zwang nur durch einen anderen.

Warum also die meisten Methoden zur Abstinenz führen (es gibt sogar einen Handaufleger im Norden von Deutschland, und auch er macht erfolgreiche „Rauchabstinenzler"), liegt schlicht und einfach daran, dass kein Mensch Zigaretten braucht. Weder der Körper noch die Psyche brauchen Nikotin und Co. Doch ein echter Nichtraucher, der selbst entscheiden kann, ob er raucht oder nicht, ist man nur, wenn die Zigarette keine emotionale Macht mehr über einen selbst hat, die Verknüpfung also reflektiert und aufgelöst ist.

Ich selbst benutze in meiner Praxis übrigens das Arbeiten mit Gefühlserinnerungen – aber ohne Suggestionen, und auch nur, um einerseits das Gefühl aufzulösen, sich unter Druck setzen zu müssen, und andererseits um diese ganzen Informationen im Anschluss an den Reflexionsprozess „in Ruhe sacken (also neuronal verschalten) zu lassen" (dem Unterbewusstsein zur Verfügung zu stellen).

Professor Dr. Anil Batra, seines Zeichens leitender psychiatrischer Oberarzt an der Uniklinik in Tübingen, gilt in Deutschland als Experte in Sachen Nikotinsucht. Er erklärte mir in einer E-Mail: „Warum Passivraucher nicht süchtig werden, verwundert niemanden, auch hierfür gibt es eine ganze Reihe von Erklärungen, die vor allem berücksichtigen, dass die Kinetik einer Verabreichung für die Abhängigkeitsentwicklung relevant ist." Mein Gedanke dabei ist, zum einen sollte doch eine einzige Erklärung reichen, um ein beobachtbares Phänomen in naturwissenschaftlicher Hinsicht tatsächlich zu erklären. Zum anderen, wenn doch die Kinetik des Verabreichens (also die Armbewegungen, das Einsaugen des Rauches usw.) für das Suchtverhalten so relevant ist, warum empfiehlt Professor Batra dann Nikotinpräparate und Medikamente zur Entwöhnung? Einfache Antwort: Weil er sich von der Pharmaindustrie finanziell unterstützen lässt. Zuwendungen der Pharmakonzerne McNeil, Pfizer Consumer Health Care, Sanofi-Aventis und GlaxoSmithKline wandern ungehemmt in seine Tasche, wie man ganz offiziell im Deutschen Ärzteblatt[4] lesen kann. Ist es Zynismus oder wirklich Unwissenheit, dass Professor Batra Forscher ermutigt, nach neuen Methoden und Ansätzen – sowohl medikamentös als auch verhaltenstherapeutisch – zu suchen? Es entspricht jedenfalls dem Trend, darauf hinzuweisen, dass Nikotin eine Suchtdroge sei (was es nicht ist), es unglaublich schwierig sei, das Rauchen zu beenden, und bereits ganz junge Menschen durch das Rauchen sterben können. Als Aufklärungsprojekte bezeichnete Einschüchterungskampagnen gehen mit politischer Unterstützung mittlerweile durch die Schulen und zeigen den Siebtklässlern, wie gefährlich Rauchen ist. Diese institutionalisierte Verteufelung sorgt sicherlich dafür, dass einige Kinder das Rauchen gar nicht erst anfangen, aber es bekräftigt die renitenten Rauchanwärter nur darin, dass Rauchen etwas für die ganz Harten, Unerschrockenen und definitiv nichts für obrigkeitshörige Muttersöhnchen ist. Doch ganz ehrlich,

4) Deutsches Ärzteblatt, Ausgabe B, 3. Juli 2009

wäre es nicht besser, den Kindern die Machenschaften der Tabakkonzerne transparent zu machen, mit dem Hinweis darauf, dass auch die Medizinkonzerne nichts dagegen haben, wenn ordentlich geraucht wird, um mit Chemotherapie und Bestrahlung ihren Anteil abzuschöpfen, als mit staatlicher Unterstützung unseren Kindern Angst machende Lügen zu erzählen? Achten Sie mal bei Gelegenheit auf die Werbebotschaften von Pharmakonzernen und deren weiß bekittelten Gesandten: Nichtraucher werden Sie nur mit Hilfe von Medikamenten und absoluter Abstinenz – und wehe nicht, dann droht der Krebs! Einfach die Wirkung der Zigarette bewusst machen, erinnern und auf den Qualm verzichten, so wie ich es Ihnen in diesem Buch darstelle – auf diese Idee soll nach Möglichkeit niemand kommen.

Einfach das Rauchen zu beenden, nachdem man selbst erfahren hat, worum es wirklich geht und warum man raucht, ist banal einfach, auch ohne Medikamente, Handauflegen, Atemübungen und Hypnose. Es geht dem Raucher immer um das Vermeiden eines Überforderungs-/Bevormundungsgefühls. Und dieses Gefühl können Sie nun einfach mal bewusst in Kauf nehmen (und damit steuern).

Man braucht nichts weiter zu tun als das, was man immer tut: den Blick entspannen, durchatmen und sich mal für ein paar Sekunden nicht um die Erwartungen anderer kümmern. Dazu braucht man entweder ein Alibi (die Zigarette, Strickzeug oder einen Fernseher) oder eben Mut. Den Mut, einfach mal kurz abzuschalten, obwohl unsere gute Erziehung das ja damals verboten hat.

IV. Warum Sie wirklich rauchen … und wie Sie davon loskommen!

Wir halten nun definitiv fest: Rauchen ist eine rein psychische Angelegenheit. Aber was bedeutet denn eigentlich „psychisch"? Sind alle Raucher somit „ein Fall für die Couch", oder was?

Wie die Psyche arbeitet

Die Psyche wird in unserem Kulturkreis, also in den „westlichen Industrieländern", seit einigen Jahrhunderten von den meisten Menschen wie ein fremdes Tier angesehen – unbekannt, schwer zu fassen und außerdem nichts für echte Kerle. Psychische Probleme sind streng tabuisiert und treten höchstens bei Spinnern, Esoterikern oder Frauen auf, so ein selten ausgesprochenes Vorurteil. Wir reden nicht gerne über die Psyche, können sie ja noch nicht einmal einheitlich klassifizieren. Wer eine Verhaltensauffälligkeit, Gefühlsstörung oder Zwangsneurose hat, wird gesellschaftlich stigmatisiert – und das ist sogar ganz einfach zu erklären:

Die Existenz des Menschen definiert sich nicht über den Körper, also über die Materie, aus der wir bestehen, sondern über das, was diese Materie organisiert und strukturiert, also über seine Psyche. Doch diese ist unsere angreifbarste Stelle, denn sie ist die „Steuerung" unserer „Hardware". Deswegen verteidigen wir sie unterbewusst auch so vehement. Diese Betrachtungsweise des Menschen, die gelegentlich mit Esoterik verwechselt wird, entspricht unserem tatsächlichen Empfinden. Das lässt sich daran erkennen, dass Menschen in der Lage sind, sich zugunsten eines psychischen Vorteils körperlich zu schaden. Hierzu gehören etwa Tätowierungen, Piercings, Augenbrauenzupfen, der Genuss von Drogen, Alkohol und eben auch Tabakwaren. All das tun wir nicht eines gesunden Körpers wegen, sondern um an einer bestimmten Wirkung teilzuhaben.

Unsere „Hardware", der materielle Körper, besteht hingegen aus Atomen. Doch zu den materiellen Bestandteilen unseres Körpers haben wir interessanterweise überhaupt keinen Bezug. Wir wissen und merken noch nicht einmal, aus welchen Atomen wir bestehen. Sogar Goldatome finden sich in Ihrem Körper. Wussten Sie das? Merken Sie das? Nein! Es ist Ihnen sogar egal.

Das bedeutet: Die Lösung des Problems liegt in einer Information, die die Seele internalisiert hat. Und nur dort ist sie zu verändern, hier aber wiederum innerhalb von Sekunden. Es gibt sogar in Deutschland Ärzte, die mittels Hypnose die Narbenbildung bei Brandverletzungen reduzieren. Hypnose ermöglicht einen solchen Eingriff in unser „Informationsfeld Seele".

Allein diese Unterscheidung zwischen Körper und Psyche, also Materie und Organisationsstruktur, erklärt so ziemlich alle medizinischen Rätsel. Mehr dazu habe ich in verschiedenen meiner anderen Bücher geschrieben.

Letztlich geht es immer wieder um eine Erkenntnis, um einen „Klick im Kopf", der unser Verhalten innerhalb von Sekunden verändert.

Was ist denn nun die Aufgabe unserer Seele oder Psyche? Ganz einfach: sich selbst durch Verwirklichung optimal zu entfalten. Hindern wir einen Menschen daran, sich zu verwirklichen, wird er entweder Ehrgeiz entwickeln und versuchen, die Handlungsfähigkeit wieder zurückzuerlangen – er bleibt ein „Erreicher", oder er wird zu einem „Vermeider", einem Menschen, der sich mit Angst vor Machtlosigkeitserfahrungen schützt. Mehr dazu im Kapitel über Angst und Trotz.

Die Psyche ist also ein Informationskomplex, ähnlich wie ein Lied, ein Computerprogramm, eine mathematische Formel oder ein Kochrezept, und sie versucht, möglichst leidfrei in einem kerngesunden Körper so lange wie möglich optimal handlungsfähig zu bleiben.

Hierdurch erklären sich Streit, Depressionen, Kriege und Trotz – es geht immer nur um das Erlangen und Erhalten der Handlungsfähigkeit, oder auch Macht genannt.

Dies erklärt auch, warum es so genannte psychische Krankheiten gibt. Der Mensch (nicht der Körper) schützt sich mit (unterbewusst) selbst erzeugten Symptomen vor der Erfahrung von Machtlosigkeit. Die eigene Psyche weiß, ob wir uns selbst eingeschränkt haben (etwa durch Depressionen, Trotz oder Faulheit), oder ob wir von außen eingeschränkt wurden (durch Strafe, Ablehnung oder Abwertung).

Mit diesem Ansatz der Funktionsweise der Psyche kann man auch alle nicht umweltlich bedingten chronischen Krankheiten verstehen. Mehr dazu in meinem Buch „Heilen ohne Medikamente".

Mit diesem Ansatz lässt sich auch erklären, warum ein Raucher eher körperliche Krankheiten in Kauf nimmt, als auf die erleichternde Wirkung einer Zigarette zu verzichten. Denn der Körper ist der Psyche leider absolut egal. Sie interessiert sich primär für ihre Handlungsfähigkeit – weniger für ihre Handlungsmöglichkeit! Wenn Ihr Körper eines Tages auf dem Friedhof liegt, dann ist die Psyche dadurch noch lange nicht verschwunden. So ähnlich, wie ein Lied nicht verschwindet, wenn Sie die CD zerbrechen, dem Chor das Singen verbieten oder den Komponisten töten. Ein anderer Komponist könnte (theoretisch) dasselbe Lied erneut schreiben.

Die Psyche folgt also ganz anderen Regeln und Gesetzmäßigkeiten. Und hier nähern wir uns auch endlich dem Bereich, welcher der Schulmedizin das meiste Kopfzerbrechen bereitet:

Der Placebo-Effekt

Die Psyche reagiert zwar auf substanzielle Wirkungen, ist aber an sich völlig substanzunabhängig.

Ein Beispiel: Es ist Ihrer Psyche absolut egal, ob Sie jetzt gerade denken, Ihr Telefon schrillt, oder ob es das tatsächlich tut. In beiden Fällen ist die subjektiv empfundene Wirkung dieselbe.

Stellen Sie sich bitte nun vor, Sie haben einen lebhaften Albtraum. Sie träumen, Ihr Schlafzimmer brennt lichterloh. Alles steht in Flammen und Sie sind mittendrin. Aufgrund dieser Information beginnen Ihre Nebennieren Adrenalin, das Stresshormon, zu produzieren und auszuschütten. Ihr Herz beginnt zu rasen, Sie atmen wie ein Fisch auf dem Trockenen und Sie beginnen zu schwitzen. Sie schwitzen! Warum schwitzen Sie denn? Es ist doch gar nicht wirklich heiß geworden in Ihrem Schlafzimmer. Nein, aber die Information „es brennt" steuert Ihren Körper. Er reagiert, als würde es brennen – und diese Information hat noch nicht einmal einen realen Hintergrund. Sie halten sie aber für real; deswegen erzeugt sie ein Gefühl und wirkt damit auf Ihren Körper.

Wenn Sie dann aus dem Albtraum aufwachen und erleichtert feststellen, dass es nicht brennt, dann steuert diese neue Information fortan ebenso Ihren Körper. Übrigens brächte es gar nichts, wenn die Feuerwehr käme – nicht der Körper, sondern die Psyche war die Problemquelle, und so brauchen Sie keinen Feuerlöscher, sondern eine andere Information, um das Schwitzen zu beenden.

Als Placebos gelten Medikamente oder Maßnahmen wie Operationen ohne medizinisch nachgewiesenen Wirkstoff oder therapeutischen Effekt, die trotzdem eine Heilung hervorrufen können. Placebo-Medikamente enthalten nur Füllstoffe wie Milchzucker und Stärke, chirurgische Eingriffe bestehen aus oberflächlichen Schnitten. Der erzielte Effekt wird Placebo-Effekt genannt (nach dem lateinischen Ausdruck *placebo*, wörtlich: „Ich werde gefallen").

Was genau die Wirkung eines Placebos ausmacht, gilt in der Schulmedizin als unerklärlich. In der Regel ist die Rede von der Aktivierung der Selbstheilungskräfte, hervorgerufen durch den Glauben an das Medikament.

Um die Wirksamkeit eines neuen Medikaments bewerten zu können, wird seine Wirkung mit der bisherigen Standardtherapie verglichen. Wo es keine Standardtherapie gibt, wird das neue Präparat gegen Placebos getestet. Einer Patientengruppe wird das echte Medikament verabreicht, der anderen Gruppe das Scheinmedikament. Ein Medikament wird erst dann als wirksam eingestuft, wenn es die Wirkung des Placebos deutlich übertrifft. Das Placebo sollte in Form, Farbe und Geschmack dem richtigen Medikament gleichen.

Als kurios stuft die Schulmedizin folgende Beobachtung ein: Sehr kleine und sehr große Tabletten wirken besser als mittelgroße. Rote Tabletten helfen besser als weiße und Spritzen wirken besser als Tabletten. Wenn die Spritzen von Ärzten gegeben werden, zeigen sie zudem mehr Wirkung als die, die von Krankenschwestern verabreicht werden.

Wissen die Ärzte, welche Patienten das Placebo erhalten, ist es in dieser Gruppe weniger wirksam. Daher werden Versuche meistens als „Doppelblindstudien“ angelegt. Hier wissen weder Patienten noch Ärzte, wer das echte Medikament erhält.

Je wichtiger der Name des Präparats klingt und je komplizierter die Anweisungen sind, desto größer ist der Heilerfolg. Die Ansprechrate lässt sich dadurch von 20 Prozent bis auf 70 Prozent steigern. Da sich die Homöopathie lateinischer Namen bedient und aufwändige Therapiepläne aufstellt, vermuten Gegner dieser alternativen Heilmethode gerne den Placebo-Effekt hinter ihren Heilerfolgen. Auch Nebenwirkungen treten unter der Einnahme von Placebos auf, darunter Kopfschmerzen, Müdigkeit, Benommenheit, Verstopfungen, Erbrechen und Hautausschläge. Daher ist es meiner Ansicht nach auch so extrem falsch und gefährlich, auf die Zigarettenschachtel zu schreiben, Sie würden durchs Rauchen krebskrank, impotent und würden Ihr ungeborenes Kind schädigen. Wenn Sie schon rauchen, sollten Sie dies wenigstens nicht mit dem Gefühl tun, es würde Sie töten, schließlich halten Sie auch eine Chemotherapie für ein Heilmittel, obwohl diese als Weiterentwicklung von chemischen Kampfstoffen angesehen werden kann und oft eigentlich für den Tod des Patienten verantwortlich ist.

Grundsätzlich können Placebos bei allen Krankheiten eine Wirkung zeigen. Schon rein statistisch betrachtet zeigen die meisten Placebos dieselbe Wirksamkeit wie die substanziell orientierten Medikamente.

Das Rauchen einer Light-Zigarette erzeugt bei einem „Stark-Raucher" interessanterweise ein wesentlich geringeres Erleichterungs- und Befriedigungsgefühl, selbst wenn er davon mehr raucht, also die eingenommene Dosis gesteigert hat.

Tests haben ergeben, dass Menschen, die glaubten, eine nikotinfreie Zigarette zu rauchen, trotz Dosissteigerung keinerlei erwünschte Wirkung verspürten, obwohl sie ganz normalen Tabak rauchten (wie im Kapitel über Kräuterzigaretten beschrieben).

Das Autorenpaar Daralyn und Howard Brody beschreibt in seinem Buch „Der Placebo-Effekt" sehr eindrucksvoll, wie unsere Gedanken, also der Glaube und das Empfinden, im gleichen Verhältnis den Körper heilen können wie Medikamente, aber eben ohne Nebenwirkungen, oft schneller und dabei völlig kostenlos.

Die Kehrseite des Placebo-Effekts, der „Nocebo-Effekt", verursacht durch eine *negative* Erwartungshaltung des Patienten ausbleibende oder schädigende Wirkungen eines Medikamentes. Erstaunlicherweise kann durch diesen Effekt, für den in klinischen Studien bis zu 90 Prozent der Probanden empfänglich waren, Morphium an seiner schmerzstillenden Wirkung gehindert werden. Es sollte also niemand leugnen, dass die Gefühle eines Menschen einen Einfluss auf die physiologischen Vorgänge in seinem Körper haben.

Nun, ich denke, Sie sind vorbereitet für die Antwort auf die Frage, warum Sie ausgerechnet rauchen, obwohl die Inhaltsstoffe der Zigarette für die erwünschte Wirkung völlig egal sind.

Herunterladbare Video- und Audio-Datei – zur sofortigen praktischen Umsetzung!

Unter der Internetadresse www.sofortrauchfrei.de/videos können Sie eine Video-Datei abrufen. Das darauf enthaltene Coaching wirkt auf andere Gehirnzentren als der gelesene Buchtext. Sie erweitern die beim Lesen geschaffenen neuronalen Verschaltungen um den „Gefühls-Anteil" und können viel einfacher all das umsetzen, worum es in diesem Buch geht. Sie „beauftragen" Ihr Unterbewusstsein mit der Umsetzung – und nicht mühevoll Ihren Verstand! Sehen Sie sich das Video nach der Lektüre des Buches ganz bewusst an.
Im Video erfahren Sie auch, wo Sie das Audio-Coaching aus dem Vorgängerbuch „Nikotinsucht – der große Irrtum" gegen einen geringen Obulus erwerben können; es enthält eine Traumreise, mit deren Hilfe Sie binnen weniger Minuten zum Nichtraucher werden können.

Der wahre Grund zu rauchen

Den Ausschlag für das künftige Rauch-/Nichtrauchverhalten bildet oftmals eine Bezugsperson desselben Erfahrungskreises. Das heißt, Mitschüler, Freunde oder nahestehende Verwandte verstärken die latent (unterschwellig) vorhandene Affinität zum Rauchen. Später kommen noch deutlicher „Idole" in ihrer positiv verstärkenden Eigenschaft zum Tragen. Es kommt zum Entscheidungsprozess durch Probieren (bei 95 Prozent der Bevölkerung in Deutschland bis zum 30. Lebensjahr).

In diesem „Erstkontakt" macht der Mensch eine weit reichende Erfahrung: Ein Erfolgs- oder eben Misserfolgserlebnis. Der Geschmack ist für dieses Empfinden meist zweitrangig, eher kommt es darauf an, ob man es „schafft" zu rauchen, oder glaubt, es künftig „schaffen" zu können.

Das bedeutet, dass mindestens zwei weitere Bedingungen über das künftige, wenn auch nicht notwendigerweise unmittelbare Rauchverhalten entscheiden: erstens der Wunsch nach Anerkennung, zweitens das fehlende Selbstvertrauen, diese Anerkennung durch angepasstes, normatives Verhalten zu erlangen.

Auf psychischer Ebene geschieht nun Folgendes: Nach dem als leistbar empfundenen „Probieren" einer Zigarette stellt der potenzielle Raucher fest, dass es ihm „gelungen" ist zu rauchen. Man hat es offenbar irgendwie verkraftet oder vielleicht sogar als angenehm empfunden. Der Lerneffekt ist: „Ich schaffe es zu rauchen." Die Wiederholung der Handlung wird vom Probanden als Konsolidierung eines Reifeschrittes gewertet. Dem Einfluss einer subjektiv die Entfaltungsfreiheit einengenden Sozialisation ist es im Weiteren zuzuschreiben, dass dieser Erfahrung der scheinbaren, partiellen Mündigkeit eine Exklusivrolle beigemessen wird. Der Rauchanfänger hat scheinbar keine andere, vergleichbar deutlich spürbare Alternative zum Erleben seiner individuellen Freiheit. Rauchen scheint für einen konditionierten Raucher die einzige Möglichkeit zu sein, sich vom Erwartungsdruck zu befreien.

Im Klartext: Menschen, denen es in der Kindheit und Jugend schwer gemacht wird, sich mündig zu fühlen, suchen eine solche Erfahrungsmöglichkeit. Durch sein positives Rauchererlebnis bekommt dieser Mensch das ersehnte Gefühl, offenbar zur sozialen Gruppe derjenigen zu gehören, die unabhängig sind, sich nichts verbieten lassen und somit offenbar nicht unmündig sind.

Hier findet das Moment statt, in dem der für eine Sucht gehaltene Mechanismus beginnt: Kontinuierliche positive Verstärkung der Verknüpfung „rauchen = erwachsen sein" generiert letztlich die Konditionierung. Der erreichte emotionale Status des „Sich-selbstbestimmt-Fühlens" wird mit jeder Konsumhandlung stärker an das aktive Rauchen von Zigaretten gebunden. Wenn das Bedürfnis nach diesem Zustand steigt (etwa aufgrund von emotionaler Unausgeglichenheit), wird also immer öfter die Befriedigung im zweiten Teil der „Verknüpfungsgleichung" gesucht, je nachdem, wie positiv verstärkend diese Gefühlslage empfunden wird und wie schlecht es fortan gelingt, diesen emotionalen Status mit anderen Mitteln zu erreichen (zur Verkürzung stelle ich es als gegeben hin, dass wir es bei Rauchern mit Menschen zu tun haben, bei denen der Wunsch nach Selbstbestimmtheit vorhanden ist).

Um zu erläutern, wie die Verknüpfung zustande kommt und welche Faktoren sie begünstigen, beziehe ich mich auf die Erkenntnisse der pädagogischen Psychologie: Der emotionale Status der erreichten Selbstbestimmtheit ist es, der die spürbare Wirkung (Beruhigung und Erleichterung, wie in unserem Beispiel im Büro) auslöst! Hinzu kommt noch eine zusätzliche Komponente: Wer raucht, zeigt sein „Alibi", der Mitwelt ein paar Minuten lang nicht vollständig und absolut mit seiner Aufmerksamkeit und Handlungsfähigkeit zur Verfügung zu stehen (Zigarettenpause). Dieser gesellschaftlich geduldete Freiraum trägt ebenfalls dazu bei, dass der Raucher sich subjektiv selbstbestimmter fühlt.

Was ist es also genau, wonach ein Mensch, und interessanterweise nur der Mensch, sich süchtig wähnt?

Auch hier lohnt es sich, etwas weiter auszuholen: Noch bevor ein Mensch seine erste Zigarette raucht – in Deutschland ist dies statistisch etwa im Alter von 12 Jahren –, hat er im Laufe seiner Sozialisation bereits eine Fülle von Lernerfahrungen mit Zigaretten gemacht. Da sind zunächst die Eindrücke der Werbung, die in die Erziehung mit einfließen: Das Kind lernt, dass es sich bei Zigaretten um ein Produkt ausschließlich für Erwachsene handelt, dass Tabakwaren für Kinder definitiv verboten sind. Ob es gelingt, dieses Verbot dem Kind derart plausibel zu machen, dass eine einsichtige Zustimmung erfolgt, ist dem pädagogischen Geschick der frühkindlichen Bezugspersonen (hier der Einfachheit halber: Eltern) überlassen. Denn deren Haltung zu Zigaretten spielt in diesem präkognitiven Meinungsbildungsprozess eine wesentliche Rolle. Dies kann eine ablehnende oder eine bejahende Haltung sein, wichtig ist nur, wie diese Haltung vom Kind interpretiert wird.

Rauchen ist ein Genuss, der Erwachsenen vorbehalten ist. Da Nikotin das Wachstum von Kindern hemmt, wurde es im Dritten Reich für Kinder im Wachstumsalter verboten. Der Staat wollte keine kleinen Soldaten, sondern möglichst große und furchteinflößende. Im Rückschluss bedeutet dies (psychologisch): „Ich rauche – also bin ich erwachsen!"

„Erwachsensein" wiederum bedeutet: „mündig sein", also selbstbestimmt, und deshalb fühlt sich ein Raucher so, als könne er tun und lassen, was er will, und damit setzt er sich nicht weiter unter Erwartungsdruck. Das Gehirn reagiert mit einem sehr deutlichen Erleichterungsgefühl. Das ist es, was der Raucher besonders beim ersten Zug an der Zigarette spürt, während der Nichtraucher sich beim Einatmen von Qualm fragt, was daran nun so toll sein soll. Der Nichtraucher hat nichts Weiteres daran geknüpft, er ist nicht konditioniert.

Das Rauchen ist für Kinder verboten und bedeutet somit „Mündigkeit"!

Das ist wirklich alles! Darum fühlt sich ein Raucher so erleichtert, wenn er an der Zigarette zieht.

Warum Selbstbestimmtheit, Mündigkeit und Entscheidungsfreiheit generell zu den primären Bestrebungen des Menschen gehören, haben wir weiter oben schon erläutert: Die Psyche will maximale Handlungsfähigkeit erfahren. Doch warum das Gefühl von Fremdbestimmtheit ein solches Druckgefühl erzeugt, dass man sich nach Zigaretten glatt „süchtig" fühlt, möchte ich Ihnen nun kurz erklären. Dazu müssen wir von der Funktionsweise des menschlichen Gehirns sprechen.

Hirnphysiologischer Hintergrund

Unser Gehirn denkt 24 Stunden am Tag. Genauso ununterbrochen wie auch unser Herz schlägt, die Nieren, die Leber und die meisten anderen Organe ebenfalls arbeiten. Wenn unser Gehirn denkt, verbraucht es Sauerstoff, Kohlenstoff und erzeugt Wärme. Doch genau dies alles wäre im Übermaß tödlich. Wenn wir eine Gehirnregion überstrapazieren, dann entsteht eine Sauerstoffschuld – und die Gehirnzellen sind in Gefahr.

Dies ist der Grund, warum Menschen nach dem Wachwerden, nach dem Sex, bei Langeweile, Stress usw. rauchen wollen. Hier wird eine Überforderung durch Fremderwartung registriert. Wir hatten weiter oben beim Thema Disziplinlosigkeit bereits davon gesprochen.

Ein Bereich des Gehirns, in welchem Fremderwartungen registriert werden, heißt Insula und liegt im Cerebralen Cortex; er ist unter anderem für Emotionsverarbeitung zuständig. Das ist auch ein Bereich, der oftmals bei einem Apoplex (Schlaganfall) betroffen ist (für Fachleute: Ich meine den vaskulären (gefäßbedingten) und nicht den embolischen (gerinnungsbedingten) Apoplex). Ich vermute, dass dieses „Disziplinzentrum" eine Gehirnregion ist, die wir direkt und permanent ansteuern und damit auch überfordern können. Fällt dieser Bereich aus, reagieren Menschen auf Überreizung mitunter sehr aggressiv, sie können sich nicht mehr disziplinieren. Die Fähigkeit, Fremderwartung zu registrieren und eigene Bedürfnisse dauerhaft zu unterdrücken, ist vermindert. Der Neurowissenschaftler Dr. Antoine Bechara (Universität Southern California) veröffentlichte im Januar 2007 im Wissenschaftsmagazin „Science", dass Raucher bei Schädigung dieses Bereichs, etwa durch einen Schlaganfall, kein Verlangen mehr nach Zigaretten hatten. Klar, denn sie konnten sich auch nicht mehr unter starken Fremderwartungsdruck setzen und hatten somit kein „Schmachtgefühl".

Der Wunsch nach Erleichterung ist in jenem Hirnareal zu lokalisieren, das durch Reizüberflutung Sauerstoffmangel und Überwärmung verzeichnet. Wahrscheinlich kommt noch ein erhöhter Verbrauch von Serotonin- und Dopamin hinzu. Fehlen diese Botenstoffe, fühlt sich der Mensch nämlich überfordert, antriebsgehemmt, unkonzentriert und nicht länger belastbar. Reizüberflutung ist potenziell tödlich für die betroffene Gehirnregion, also sendet diese den Impuls zum „Abschalten". Der konditionierte Raucher empfindet: „Ich muss erst mal eine rauchen." Und was macht ein Raucher, wenn er dieses Druckgefühl verspürt? Er zündet sich eine Zigarette an und zieht daran. Damit richtet er seine Aufmerksamkeit auf sich selbst, nicht mehr auf andere, entspannt seinen Blick und atmet tief durch. Dies setzt sofort Endorphine frei. Infolgedessen fühlt er sich erleichtert, obwohl er gefäßverengende Gifte einatmet. Dies erklärt die oben erwähnte anxiolytische Wirkung, die sich experimentell nicht nachweisen lässt. Es ist nichts anderes als eine Selbsthypnose, erzeugt durch monate- bis jahrelanges Training, doch dieser Abschaltmechanismus ist lebenswichtig – also auch für Nichtraucher.

Nichtraucher jedoch kommen diesem Impuls ja auch sofort nach, wenn sie zu hohen Erwartungsdruck verspüren – sie müssen nicht erst warten, bis es eine Gelegenheit zum Rauchen gibt, sie entspannen sofort den Blick und atmen tief durch und entziehen sich dadurch für ein paar Sekunden der Fremderwartung.

Wenn doch das Nikotin nichts mit der empfundenen Wirkung einer Zigarette zu tun hat, dann stellt sich hier natürlich die Frage:

Warum ausgerechnet Tabak?

Warum gibt es diese Symbolverknüpfung nicht beim Anzünden einer Kerze, beim Essen eines Apfels oder beim Einatmen von verbranntem Stroh?

Lassen Sie mich ausholen: Beim ersten Zug an einer Zigarette macht der Mensch eine beeindruckende Erfahrung, nämlich ein Erfolgs- oder ein Misserfolgserlebnis. Der tatsächliche Geschmack des Tabaks (eher als beißend und unangenehm erlebt) ist für dieses Empfinden meist zweitrangig – eher ist von Relevanz, ob man es „schafft" zu rauchen oder glaubt, es künftig „schaffen zu können".

Wir hatten bereits gesehen, dass mindestens zwei Bedingungen über das Rauchverhalten entscheiden:

- → der Wunsch nach Anerkennung sowie
- → fehlendes Selbstvertrauen, diese Anerkennung durch normatives Verhalten zu bekommen.

Oft haben Raucher in ihrer Jugend sozialen Gruppendruck empfunden. Non-Konformismus, also die zur Schau gestellte Abkehr von Traditionen und Autoritäten gilt in unserem Kulturkreis als Mündigkeitsbeweis. Wer das Rauchverbot in aller Öffentlichkeit bricht, ist cool, so glauben die, die in genau dieser Falle ein Leben lang stecken bleiben. Kommen noch ein paar Tattoos, Piercings, Straftaten und Drogenmissbräuche hinzu, ist ein Platz im Coolness-Himmel gesichert. Besuchen Sie mal ein Gefängnis und versuchen Sie, dort einen Nichtraucher zu finden. Zigaretten sind in Gefängnissen nicht selten eine funktionierende Parallelwährung.

Der „Rauchanfänger" verfügt eigener Einschätzung nach über keine andere – vergleichbar deutlich spürbare – Alternative zum Erleben seiner individuellen Freiheit. Je weniger sich Kinder frei fühlen, desto größer ist die Wahrscheinlichkeit, dass der Ruf der Zigaretten erhört wird. Übertrieben autoritäre – und vor allem bevormundende – Erziehung erleichtert der Zigarettenindustrie ihre unmoralische Marketing-Arbeit.

Doch schon lange bevor das Rauchen den Kindern verboten wurde, hatte man ja in ganz Europa, Amerika und Indien seit Hunderten von Jahren fleißig geraucht. Also weiterhin die Frage: Warum ausgerechnet Tabak? Warum nicht Löwenzahn, Rosenholz oder sonst was? Gehen wir noch weiter zurück:

Tabak wurde durch die Ureinwohner des tropischen und subtropischen Amerikas – bereits lange Zeit vor der Entdeckung dieses Kontinents durch die Europäer – angebaut und geraucht; aber nicht aus Langeweile, derweil man auf den Bus wartete, sondern Häuptlinge, Schamanen und Priester rauchten das heilige Kraut zu besonderen und wichtigen Gelegenheiten.

Kinder, Jugendliche und Frauen waren von diesem exklusiven Verein der „User" rigoros ausgeschlossen.

Damals enthielt der Rohtabak noch derart viel Nikotin, dass hierdurch das Gehirn eine akute Sauerstoffunterversorgung (zerebrale Hypoxie) erlitt. Dadurch wird sofort eine leichte Trance ausgelöst, die eine „Innenschau“ ermöglicht. Der Schamane geriet hierdurch also in eine meditative Grundstimmung und konnte somit besser „die Geister anrufen“.

Und die Häuptlinge konnten durch das Rauchen ihren Häuptlingskollegen beweisen, was für „harte Kerle“ sie waren, dass sie eine solch hohe Dosis atemlähmendes Gift einatmeten, ohne zu husten.

Ergo:

Raucher zeichneten sich also durch eine besonders robuste Konstitution aus. Sie galten als mächtig und ihr gesellschaftlicher Status – wie auch ihr Ansehen – war höchst erstrebenswert für die hoffnungsvolle Jugend. Erinnert Sie das womöglich ansatzweise an derzeitige Verhältnisse …?

Exotisch und faszinierend müssen die Ureinwohner Amerikas auf die europäischen „Entdecker“ gewirkt haben:

Menschen, die aus ihrem Mund Rauch blasen konnten, ohne dabei zu verbrennen, das hatte man bis dato ja noch nie gesehen! Welches allgemeine Aufsehen würde es im alten Europa wohl bewirken, dieses höchst bemerkenswerte Können ebenfalls zu erwerben und diese Kunst „zu Hause“ genüsslich als allgemein bestaunte und exklusive Extravaganz eines unabhängigen Abenteurers zu zelebrieren.

Übrigens:

Denken wir hier nicht unwillkürlich an den „Lonesome Cowboy“ in einer bestimmten Zigarettenwerbung: stark, unabhängig und freiheitsliebend? Aber dazu gleich noch etwas mehr.

Es ist sowohl leicht vorstellbar als auch vorhersehbar, dass etliche der staunenden Entdecker der „Neuen Welt“ das Tabakrauchen recht bald eifrig zu erlernen trachteten und die erforderliche Tabakpflanze sowie auch diese bislang unbekannte, faszinierende Fertigkeit im bis dato von Tabakqualm unberührten Europa einführten.

Ein extravaganter, exklusiver und Aufsehen erregender Genuss, der aufgrund der in Europa noch nicht vorhandenen Tabak-Industrie zur damaligen Zeit zudem ausgesprochen kostspielig gewesen sein dürfte. Schlaue Investoren haben zu damaligen Zeiten große Reichtümer erworben, ebenso die Betreiber der riesigen Tabakplantagen.

In Deutschland ist Tabak als Genussmittel bereits seit dem 17. Jahrhundert verbreitet.

Inzwischen wird die Tabakpflanze in fast allen warmen und gemäßigten Gebieten der Erde angebaut. Tabakprodukte sind in der Herstellung billig, im Verkauf teuer und die Tabakkonzerne sind nach wie vor sehr reich. Und durch Einführung der Tabaksteuer verdient nun auch der jeweilige Staat an der Rauchlust seiner Bürger.

Tabakwaren gelten also seit etwa vierhundert Jahren als Wohlstandssymbol.

Das Klischee der rauchenden Herren, die sich zu Beginn des letzten Jahrhunderts sonntags zu Debatten über gesellschaftlich relevante Angelegenheiten in exklusiven Rauchsalons trafen – eigens zu diesem Zweck in einen „Smoking“ gekleidet –, existiert sicherlich ebenfalls noch in einigen Köpfen, ebenso das Ritual einiger Unternehmensführer oder Entscheidungsträger, einem wichtigen Geschäftspartner bei passender Gelegenheit eine Zigarre anzubieten.

Zigaretten als ein Symbol von Männlichkeit, Eloquenz und Wohlstand. Ein Symbol zudem, das für Frauen zunächst tabu war. Dieses rudimentär heute noch vorhandene Tabu erklärt, warum derzeit Jahr für Jahr immer mehr Frauen zu den Raucherinnen zählen. Rauchende Frauen durchbrechen also in gewisser Weise durchaus selbstbewusst ein altes Tabu. Sie zeigen damit, dass sie keine „Weibchen" sind, sondern (scheinbar) selbstbestimmte erwachsene Menschen, die sich nichts verbieten und vorschreiben lassen (außer natürlich von den Zigarettenherstellern, aber das ist ja schön versteckt im Unterbewusstsein).

Während des 19. Jahrhunderts war das Rauchen in Europa eine der Männerwelt vorbehaltene Domäne. Rauchende Frauen in der Öffentlichkeit galten geradezu als anstößig, anrüchig und „unanständig". Auf rauchende Frauen traf man in damaliger Zeit nahezu ausschließlich in den ohnehin schon als extravagant beurteilten Künstlerkreisen (Literaten, Maler etc.), deren Mitglieder sich in den Augen des „Normalbürgers" insbesondere durch eklatante Missachtung gesellschaftlich aufgestellter Normen auszeichneten.

Eine größere Verbreitung erreichte das Rauchen als äußerliches Signal femininer Emanzipation womöglich in den vierziger Jahren des 20. Jahrhunderts, unter anderem durch das Image der rauchenden Marlene Dietrich als Inbegriff der „Femme Fatale": eine unabhängige, erfolgreiche und durchsetzungsfähige Frau, die sich gern (geradezu schamlos) rauchend in lasziver Pose präsentierte und nicht von Männern dominieren ließ – ein zu dieser Zeit noch ausgesprochen seltenes Phänomen (natürlich ist eine emanzipatorische Bereitschaft der Frauen Grundbedingung zur Akzeptanz). In heutiger Zeit erlebe ich in meiner Praxis immer wieder rauchende Frauen, die einem dominanten maskulinen Vorbild gefolgt sind und sich mit jedem Zug die scheinbare Stärke, Härte und Tapferkeit zu beweisen versuchen. Ich bin sogar geneigt zu behaupten, dass nahezu jede Frau, die raucht, sich der wahren Stärke ihrer eigenen Femininität nicht bewusst ist, sondern versucht, mit maskulinen Qualitäten erfolgreich zu sein. Zigaretten sind nicht zuletzt ein Symbol maskuliner Härte.

Vielleicht sollte man in diesem Zusammenhang auch beachten, dass Zigaretten während des Zweiten Weltkrieges und im Nachkriegsdeutschland eine harte Währung darstellten: Gegen den Luxusartikel Zigaretten konnten auf dem so genannten Schwarzmarkt lebensnotwendige Bedarfsgüter eingetauscht werden. Amerikanische Soldaten (lässig, souverän mit „Kippe“ im Mundwinkel) waren in der deutschen Bevölkerung beliebt, da man von ihnen Zigaretten und damit den „Duft der Freiheit“ erhalten konnte.

Allerdings muss man in diesem Zusammenhang beachten, dass sich die gesellschaftliche Rolle der Frau im Laufe der Jahrhunderte gewandelt hat – wer hätte vor 150 Jahren damit gerechnet, eine Frau als Chefin einer großen Firma oder gar einer Bundesregierung vorzufinden?

Inzwischen leiden berufstätige Frauen unter den gleichen beruflichen Belastungsmomenten wie Männer, oftmals sogar unter Doppelbelastungen durch ihre Aufgaben als Hausfrauen und Mütter. Daher greifen sie zu ähnlichen, scheinbaren Linderungsmitteln, um ihren psychischen Druck zu reduzieren.

Dies alles sind nur einige mikroskopische Bausteine im Hinblick auf die Entwicklung einer psychischen Disposition, die bei entsprechender Affinität zu einer Konditionierung, zu einer „psychischen Sucht“ werden kann.

Um diese Konditionierung erfolgreich aufzulösen, ist es erforderlich, den Ablauf des Verhaltens nachzuvollziehen und seinen Auslöser zu isolieren. Der erste Schritt hierzu ist die genaue Betrachtung dessen, worauf sich das Verlangen denn überhaupt bezieht, wenn nicht auf die Substanzen.

Das, wonach ein Mensch sich psychisch süchtig fühlt, ist das Gefühl, welches der absichtliche Konsum des Suchtmittels erzeugt. Dieses Gefühl hängt einzig und allein mit dem zusammen, was der Konsument bislang über dieses Mittel gelernt hat (persönliche Interpretation der Wirkweise).

Die Hauptinformation ist zumeist die, dass dieses Mittel für Nichtprivilegierte verboten und schädlich ist.

Wir haben vorhin schon über naturwissenschaftliche Beweisführung gesprochen. Zur Verdeutlichung erinnern Sie sich bitte noch einmal an mein Fahrradbeispiel:

Nach der Erkenntnis, dass ich ja ohne Hilfe gefahren bin, wusste ich sofort, dass ich fahren kann. Doch wenn dann jemand zu mir gesagt hätte: „Aber du hast doch immer behauptet, du kannst nicht fahren“, dann hätte ich wahrscheinlich geantwortet: „Ja, das stimmte damals auch.“

Und ich habe ja – so glaubte ich – sogar bewiesen, dass ich nicht Fahrrad fahren kann: Wann immer ich auf ein Fahrrad stieg, fiel ich herunter. Das war mein sicherer Beweis dafür, dass ich nicht fahren konnte.

Doch genau das war der Fehler, der mir unterlaufen ist. Denken Sie an Isaac Newton und seinen fallenden Apfel: Ich konnte niemals beweisen, dass ich nicht fahren kann. Denn wenn das Hinfallen der Beweis gewesen wäre, dass ich nicht fahren kann, könnte ich bis heute nicht Rad fahren. In Wirklichkeit hatte ich nur etwas anderes bewiesen: Ich habe lediglich „bewiesen", dass ich hinfallen kann. Das hat nun aber mit dem Fahren überhaupt nichts zu tun. Denn wenn ich heute noch einmal fallen würde, würde dies ja dann im Rückschluss bedeuten, dass ich nicht mehr Rad fahren kann.

Ich glaubte damals: Wenn ich vom Fahrrad falle, dann kann ich offenbar nicht fahren – und brauche somit Stützräder.

Und diesem Trugschluss unterliegt auch jeder Raucher, der seinen „Schmacht" verspürt und glaubt, er brauche zur Befriedigung eine Zigarette. Das ist aber falsch! Er braucht die Wirkung einer Zigarette und die ist rein psychisch – er macht sie mit seinen Gedanken selbst. Es ist der Mut, für ein paar Sekunden einfach nicht Erwartungen und Anforderungen zu erfüllen. Ob ein Mensch dabei raucht oder nicht, ist für die Wirkung egal.

Solange wir weltweit in unserer Forschung denselben Fehler machen wie ein vierjähriges Kind, brauchen wir uns natürlich nicht zu wundern, wenn uns die einfachsten Dinge jahrelang schwierig erscheinen.

Lesen Sie nun, wie es Menschen ergangen ist, die nach Jahren der Qualmerei nun echte Nichtraucher sind:

Live aus der Praxis, Erlebnisberichte, Referenzen und Auseinandersetzungen

Lieber rauchen als schleimen

Name: Krystian D.
Alter: 34 Jahre
Beruf: Lagerist
Konsum: 2 Schachteln täglich

Krystian war damals einer meiner ersten „professionellen" Fälle. Ich hatte mich gerade selbstständig gemacht, um mit Bewusstmachungsprozessen Menschen dabei zu helfen, lästige Verhaltensmuster aufzulösen. Der polnischstämmige Krystian hatte von meinem ungewöhnlichen Ansatz zum Thema „Rauchen" noch nie zuvor etwas gehört, war aber glücklicherweise sehr aufgeschlossen und interessiert. Im Nachhinein denke ich, dass er sich etwas zu sehr darauf eingestellt hatte, ich würde ihm mit Hypnose das Rauchen verekeln. Ich war damals einfach noch zu unerfahren, um ihm diesen faulen Zahn noch während des Termins zu ziehen. Jedenfalls verabschiedete ich ihn nach einem dreistündigen Coaching mit den Worten, er möge sich bitte umgehend melden, wenn er sich nicht zu hundert Prozent sicher ist, das er es geschafft hat, Nichtraucher zu sein.

Nach vier Tagen rief Krystian an. Betrübt, enttäuscht, niedergeschlagen sagte er, es hätte nicht geklappt. Er rauchte noch immer. „Autsch!" Das war für mich bitter! Natürlich kommt es manchmal vor, dass ein Kunde nicht sofort beim ersten Mal alles versteht und umsetzen kann und einen zweiten, dritten, manchmal sogar vierten Termin braucht. Aber das kenne ich von mir selbst. Zu meiner Schulzeit brauchte ich in den meisten Fächern auch mehrere Unterrichtsstunden, um den Schulstoff zu kapieren – was nicht immer nur an den Lehrern lag. Aber besser spät als nie. Jedenfalls musste ich folglich immer damit rechnen, dass ein Kunde „noch eine Runde" braucht. Dennoch zog mich Krystians Anruf ganz schön runter, denn unser Coaching lief eigentlich wirklich gut und ich hatte beim Abschied ein gutes „Bauchgefühl".

Ich fragte: „O. k., erzählen Sie, was los ist, wie viele Zigaretten rauchen Sie denn aktuell?" Der junge Mann klang wirklich unglücklich. Resigniert sagte er: „Drei bis vier am Tag." Ich atmete auf: „Drei bis vier?? Als Sie zu mir kamen, waren es vierzig! Klopfen Sie sich als Erstes bitte einmal selbst kräftig auf die Schulter und denken Sie mal nach, was da passiert ist: Wir quatschen ein bisschen miteinander und Sie ärgern sich danach über vier Zigaretten, die Sie rauchen. Das ist doch wohl ein voller Erfolg, oder?!" Seine Stimme hellte sich auf: „So habe ich das noch nicht gesehen."

Ich fragte weiter: „Wann rauchen Sie? Morgens, mittags, abends?" Er: „Nein, nein. Nur auf der Arbeit!" „Haben Sie da etwa besonders viel Stress?", wollte ich wissen. Seine Antwort: „Nein, eigentlich nicht. Es ist nur so ..." Er machte eine Pause und schien unschlüssig zu sein, wie er seine Gefühle formulieren sollte. „... ich arbeite im Lager. Staplerfahrer. Und wir haben da eine Rampe. Für die LKW-Anlieferungen, wissen Sie? Wenn meine Kollegen dann fragen, ob ich mit auf die Rampe komme, na ja, um eine zu rauchen, dann kann ich einfach nicht sagen, dass ich ..." Ich verstand. Ich ergänzte: „Sie können nicht einfach weiterarbeiten, derweil die anderen sich eine illegale

Pause nehmen. Sie wären dann der Streber, der Kriecher, der sich beim Chef einschleimt und seinen Kollegen in den Rücken fällt!“ Krystian atmete erleichtert auf: „Ja, genau! Ich kann nicht da einfach nicht mitgehen.“ Es wurde Zeit, Krystian endlich zur ersehnten Rauchfreiheit zu verhelfen.

Ich riet ihm: „Gehen Sie mit, zünden Sie sich Ihre Kippe an, machen Sie einen Zug oder lassen Sie es, es kontrolliert kein Mensch, ob Sie wirklich rauchen. Es interessiert wirklich niemanden!“

Krystian war sprachlos. Doch er verstand – ich hörte es am anderen Ende der Telefonleitung förmlich „klicken“. Er fragte, um sich selbst zu versichern: „Und ich werde nicht rückfällig?“ „Richtig!“, sagte ich. „Alles, was Sie absichtlich tun, können Sie kontrollieren.“ Wir verabschiedeten uns mit dem Versprechen, dass er sich erneut melden solle, wenn er Fragen hätte.

Nach zwei Wochen rief ein absolut gelassener Krystian an und erzählte mir, dass er noch ein paar Tage mit auf die Rampe gegangen war, doch mittlerweile würde er auch das sein lassen. Es würde ihm einfach nichts ausmachen, nicht mitzugehen und nicht zu rauchen. So wie ich den Stolz in seiner Stimme hörte, freute ich mich ungemein. Ich war damals seit einer Woche hauptberuflicher selbstständiger Coach, als Krystian zu mir in die Praxis kam. Ich weiß nicht, wie gut ich es damals hätte wegstecken können, wenn es mir nicht gelungen wäre, meinem hilfesuchenden Kunden zu vermitteln, wie einfach es ist, sich von Zigaretten zu trennen.

Immer was zu tun haben müssen ...

Name: Andreas M.
Alter: 57 Jahre
Beruf: Feuerwehrmann
Konsum: 40 Zigaretten täglich

Im August 2004 kam Andreas in meine Praxis, felsenfest davon überzeugt, dass er süchtig sei:

Er hatte im Alter von acht Jahren bereits seinen ersten Zug an einer Zigarette gemacht und inzwischen mehrere Versuche unternommen, das Rauchen zu beenden.

Andreas fiel mir weniger aufgrund seiner drahtigen, sportlichen Erscheinung auf als vielmehr durch ein großes Schlüsselbund, das bei jeder Bewegung geräuschvoll an seinem Hosenbund klimperte. Dies signalisierte:

„Ich habe viel zu tun, ich bin wichtig und werde überall gebraucht."

Die größte Menge rauchte Andreas, sobald er den Bereitschaftsdienst wahrnehmen musste und häufig Stunden damit verbrachte, „nur herumzusitzen und auf einen Einsatz zu warten".

In unserem Gespräch wurde deutlich, dass sein Vater ihn überaus streng erzogen hatte, damit „aus dem Jungen mal was Anständiges wird". So war es für Andreas schon früh klar, dass „herumsitzen und nichts tun" so ziemlich das Letzte ist, das ihm Vaters Lob einbringt.

Und daher die Zigaretten: Sobald es nichts zu tun gab, entwickelte Andreas plötzlich das Gefühl, „irgendetwas tun zu müssen". Rauchen war da die Lösung.

Als ihm dieser Zusammenhang aufging, musste er herzhaft lachen.

Im September des gleichen Jahres hat Andreas auf meinen Rat hin noch einmal an einer Zigarette gezogen und dabei festgestellt, dass Zigaretten „eher nerven als schmecken".

Die schnellste Raucherentwöhnung meines Lebens

Name: unbekannt
Alter: unbekannt
Beruf: Kellner
Konsum: 40 Zigaretten täglich

Dieses Beispiel erzähle ich in meinem Kurs immer gerne, um zu verdeutlichen, dass eine einzige Erkenntnis einen Menschen dazu befähigen kann, das Rauchverhalten augenblicklich zu steuern, also den Zwang durch bewusste Wahlmöglichkeit zu ersetzen.

Es war im Jahr 2004, an einer Strandbar auf der Kanareninsel Fuerteventura. Ich beobachtete den Kellner, wie er sich eine Zigarette nach der anderen ansteckte. Als er mir meinen zweiten Kaffee herüberreichte, sprach ich ihn auf seinen auffälligen Zigarettenkonsum an und sagte: „Na, du rauchst aber auch ganz schön viel, was?" Resigniert entgegnete er: „Ach, geh mir weg mit dem Thema! Vierzig Zigaretten täglich rauche ich und ich habe schon alles versucht, um damit aufzuhören! Verdammte Sucht!" Auf meine Frage „Möchtest du denn aufhören zu rauchen?" antwortete er: „Natürlich, wenn ich könnte, sofort!" „Okay", sagte ich, „hör zu!" Ich klärte ihn darüber auf, dass er zunächst wissen müsse, dass Rauchen keine körperliche, substanziell bedingte Sucht erzeugen kann. Zum Beleg zeigte ich auf seinen zehnjährigen

Sohn, der dem Qualm als Passivraucher ausgesetzt war und dennoch niemals das Verlangen nach Nikotin gehabt hatte. Ebenso wies ich ihn darauf hin, dass er selbst als Starkraucher nachts im Schlaf nicht von Entzugserscheinungen geweckt wurde – und schon gar nicht mehrmals pro Nacht, wie ein Absinken des Nikotinspiegels im Blut es eigentlich erforderlich machen würde. Das Nächste, was ich dem immer gespannter zuhörenden Barkeeper erklärte, war, dass nicht die Zigarette die empfundene Erleichterungswirkung hervorruft, sondern er selbst. Mit seinen eigenen unterbewussten Gedanken erzeugt er die Wirkung, für die er täglich Geld ausgibt. Dies könne er ebenso an seinem Sohn beobachten, welcher sich nicht durch das Einatmen des Qualms erleichtert, beruhigt oder zufrieden fühlt. „Aber was ist das denn genau für eine Wirkung und wie kommt das Gefühl zustande?“, wollte mein Zuhörer ungeduldig wissen. Die große Überraschung folgte prompt: „Es ist ein Gefühl von Bevormundung, also sozialem Stress, welches das Verlangen auslöst, und das Empfinden von Mündigkeit im Sinne von erlaubtem Rückzug, welches einen Raucher das Erleichterungsgefühl empfinden lässt. Rauchen ist für Kinder verboten und die meisten Rauch-Anfänger qualmen zunächst heimlich und in der Pause. So werden die Bedeutungen von ‚Mündigkeit‘ und ‚Pause‘ an das Ziehen einer Zigarette geknüpft. Es ist eine Konditionierung wie beim Pawlow'schen Hund, der zusammen mit seinem Futternapf so lange einen Glockenton zu hören bekam, bis ihm schon allein beim Glockenton der Speichel im Maul zusammenlief.“ Meinem Barkeeper stand der Mund offen. „Heißt das, immer wenn besonders viele Menschen an meiner Bar zu bedienen sind, bekomme ich mehr Bock auf eine Kippe, doch dabei geht es nur um ein ‚Ihr-könnt-mich-alle-mal‘-Gefühl? Und ich brauche mir nur vorzustellen, ich würde rauchen – und schon fühle ich mich, als hätte ich geraucht?" „Bingo! Du hast es verstanden!", freute ich mich. „Es reicht tatsächlich, genau das zu tun, was du immer tust, wenn du die Lust auf eine Zigarette verspürst: Wegschauen, tief durchatmen und den Mut haben, sich alle Erwartungen für ein paar Sekunden lang egal sein zu lassen." Das war alles, was ich zu dem Thema sagte. Ich trank meinen Kaffee aus und verabschiedete mich, denn meine Abreise stand bevor.

Fast drei Jahre später verschlug es mich wieder auf die Insel, und wie es der Zufall so wollte, traf ich an derselben kleinen Bar meinen Gesprächspartner wieder. Er erkannte mich und begrüßte mich mit den Worten: „Dich kenne ich, du bist doch der Typ, der mir damals das mit dem Rauchen erzählt hat!" Ich war beeindruckt. „Ein gutes Gedächtnis hast du aber", sagte ich anerkennend. „Wie geht's dir denn so?", wollte ich wissen. Ohne Umschweife erzählte er mir, dass er seit unserem Gespräch eine Zeitlang nur noch vier bis fünf Zigaretten täglich rauchte, doch wann immer ihm an der Bar das Gedrängel der vielen Bestellungen zu viel wurde, sagte er zu seinen Kunden: „Moment bitte, ich muss mal eben eine rauchen", parodierte dabei übertrieben ernsthaft eine Yoga-Geste mit aneinandergelegten Fingern, schloss die Augen und atmete tief ein. Dabei würden zwar immer alle Umstehenden lachen, doch wusste er genau, wer hier wirklich etwas zu lachen hatte: er selbst. Weil er sich nicht länger von Zigaretten abhängig machte.

Ermutigt durch diesen Erfolg veröffentlichte ich im Jahr 2007 mein erstes Buch „Nikotinsucht – der große Irrtum", mit dessen Hilfe Tausende von Menschen den Zwang zum Rauchen beenden konnten.

Raucherhypnose – total daneben

Name:	Sabine B.
Alter:	21
Beruf:	Studentin
Konsum:	12 – 15 Zigaretten täglich

Erfolge können einen Menschen sehr motivieren. Für mich persönlich sind Erfolgserlebnisse außerordentlich wichtig, um eine Rückkopplung zum beabsichtigten Coaching-Ziel zu erhalten. Doch meine Arbeit ist nicht immer nur von Erfolgen und Volltreffern gesegnet. Zu komplex ist die menschliche Psyche mit all ihren sozialen Beziehungen, als dass sofort immer jedes Coaching zu mess- oder beobachtbaren Erfolgen führen würde. Im Gegenteil, manchmal musste ich sogar hinnehmen, dass Kunden verärgert waren und das Coaching im Nachhinein als reine Zeit- und Geldverschwendung bezeichneten. Da sich ein guter Coach davon niemals zurückwerfen lassen sollte, sondern auch aus seinen Misserfolgen Lehren ziehen kann, möchte ich Ihnen hier ein Beispiel meiner lehrreichsten Erfahrungen mit Kunden schildern.

Ich war ein blutjunger Anfänger. Etwa drei Jahre nach meiner ersten Erfahrung mit Hypnose bat mich Sabine, eine Studentin aus meinem Freundeskreis, ihr in Hypnose das Rauchen abzugewöhnen. Allein die Formulierung ihres Wunsches hätte mich stutzig machen müssen, deutete sie doch damit an, dass sie die Verantwortung für ihr eigenes Verhalten negierte. Hinzu kam, dass Sabine zu diesem Zeitpunkt erst 21 Jahre alt war. So war es für mich ziemlich klar, dass sie mit ihren 12 bis 15 Zigaretten täglich eigentlich noch keinen besonderen Leidensdruck verspüren konnte. Unser ganzer Bekanntenkreis war also gespannt darauf, ob ich es „schaffen“ würde, Sabine das Rauchen abzugewöhnen. „Blöder geht’s gar nicht“, dachte ich. Erwartungsdruck von außen ist das Letzte, was einem Raucher beim Beenden seiner Qualmerei hilft. Dennoch ließ ich mich darauf ein – schließlich hatte sie mich ja um Hilfe gebeten. Also bekam Sabine von mir eine umfassende Aufklärung über die psychologischen Hintergründe ihres eigenen Rauchverhaltens und in einer Traumreise die Möglichkeit, dies alles bildlich und emotional zu verarbeiten. Was ich hierbei einfach unterschätzte: Sabine erhoffte sich von mir eine Suggestivhypnose mit Aversionen und Befehlen. Eigentlich wollte sie, dass ich sie „in den Tiefschlaf versetze“, damit sie Zigaretten plötzlich ekelig finden sollte. Da ich solche direkten Suggestionen allerdings für einen unverantwortlichen Eingriff in die persönliche Freiheit halte, welcher haarsträubende Symptomverschiebungen herbeiführen kann, war das mit mir selbstverständlich nicht zu machen.

Es kam, wie es kommen musste. Als ich die Bekannte nach einigen Wochen wiedertraf, versteckte sie ihre Zigaretten zunächst vor mir, und nach einigen weiteren Tagen rauchte sie wieder ganz offen in meiner Anwesenheit. Sie hatte natürlich bis auf einen Tag nie mit dem Rauchen aufgehört, und für alle Freunde und Bekannten war klar, dass meine „Hypnose“ „versagt“ hatte.

Das Schicksal meint es allerdings auch manchmal gut, und so meldete sich genau diese alte Bekannte nach fast zwanzig Jahren erneut bei mir und bat um Hilfe zur Raucherentwöhnung sowie gegen ein beginnendes Burnout-Syndrom. Bei der Gelegenheit sprach ich sie auf unsere damalige Begegnung und mein schmerzliches Misserfolgsgefühl an, woraufhin sie mir fast tröstend sagte, dass sie damals nie vorgehabt hatte, das Rauchen zu beenden, sondern einfach nur auf eine Hypnose neugierig gewesen war – und diese wiederum als sehr angenehm empfunden hatte. Nun hatte ich die Möglichkeit, ihr mehr als nur eine angenehme Entspannung zu bieten, denn infolge unseres Coachings rauchte Sabine zwischenzeitlich für Wochen gar nicht mehr und wurde überdies viel gelassener und belastbarer als je zuvor.

Anmerkung für Raucherentwöhnungs-Coaches: Missionieren Sie nicht und entmündigen Sie nicht! Wenn Ihr Kunde, wie Sabine, nur ein paar Wochen lang nicht raucht und danach ganz bewusst wieder ein paar Zigaretten mitraucht, so ist das im Sinne eines Coachings durchaus akzeptabel, solange der Kunde keinen Leidensdruck oder eine Notwendigkeit zur Verhaltensänderung verspürt. Das Einfordern von Abstinenz ist es, was die meisten Genuss- und Suchtmittelkonsumenten zum Rückfall bringt. Ist aber der Auslöser bewusst gemacht und reflektiert, gibt es keinen Rückfall, sondern eine bewusste und umkehrbare Entscheidung, die wir als Coaches respektieren sollten.

Seht, ich habe was geleistet!

Name: Eberhard Z.
Alter : 63 Jahre
Beruf: selbstständiger Kaufmann
Konsum: 8 bis 10 Zigarren täglich

Als Eberhard im Juni 2000 zum Gespräch erschien, wirkte er auf mich optisch wie ein Kleinunternehmer, der es „geschafft" hat: dunkler Anzug, goldene Armbanduhr, goldener Fingerring, gepflegter Backenbart. Sein Gesamteindruck verriet: „Ich bin Chef."

Dazu passten auch die acht bis zehn Zigarren, von denen er endlich loskommen wollte. Zigarren sind deutlich kostspieliger als Zigaretten und gelten daher (unterbewusst) als Statussymbol.

Als Inhaber einer Wäscherei war Eberhard sehr erfolgreich und stand nun kurz vor dem Ruhestand. Er genoss einen gewissen Wohlstand, den er sich mit „eigener Hände Arbeit" geschaffen hatte. Doch das war nicht immer so:

Als Ältester von vier Kindern hatte Eberhard während seiner Kindheit in den Kriegsjahren nicht viel zu lachen. Sein Vater war als Soldat im Krieg. Die Mutter war mit den Kindern allein, und so lastete auf dem ältesten Sohn schon früh eine große Verantwortung für seine Familie.

Eberhards Kindheit bestand aus Armut und Entbehrung, gepaart mit harter Arbeit und viel zu hohem Verantwortungsdruck.

Dass diese Zeiten endgültig vorbei waren, bewies sich Eberhard mehrfach täglich unterbewusst mit seinen Zigarren.

Nachdem wir diese Zusammenhänge in der Beratung aufgedeckt hatten, erkannte Eberhard endlich, weshalb er rauchte – und was er sich davon versprach.

Nach etwa acht Wochen erhielt ich von ihm einen Anruf, in dem er mir erzählte, dass er – statt täglich Zigarren zu konsumieren – nur noch hin und wieder an einem schönen Nachmittag einen Zigarillo „paffte". Auf dieses Relikt wollte er nicht verzichten, zumal er ansonsten kerngesund war. Eben! Man muss nicht zwingend abstinent sein, wenn man sich wirklich vom Rauchen befreit hat.

Für andere nichtrauchen geht nicht!

Name:	Gabriele S.
Alter:	44 Jahre
Beruf:	Bürokauffrau
Konsum:	5 bis 10 Zigaretten täglich

Sie sollte mein bis dahin schwierigster Fall werden: Gabriele rauchte nicht viel, aber heimlich.

Sie rauchte tagsüber während ihrer Berufstätigkeit kaum. Aber zu Hause verkroch sie sich oft unter einem Vorwand in den Keller, um dort unbeobachtet „eine zu dampfen".

Gabriele war Mutter zweier erwachsener Kinder, die noch bei ihr und ihrem Mann wohnten. Früher rauchte Gabriele bis zu vierzig Zigaretten am Tag, doch nach schwerer Krankheit hörte sie „offiziell" damit auf.

Ihren Kindern hatte Gabriele versprochen, niemals wieder zu rauchen.

Und dieses Versprechen wurde ihr zum Verhängnis.

Gabriele erschien im Jahre 2001 insgesamt viermal in meiner Praxis:

Jeweils nach den Terminen verspürte sie eine Zeitlang kein Verlangen nach einer Zigarette – doch begann sie auch jedes Mal nach einigen Tagen wieder, heimlich Zigaretten zu rauchen.

Bis ich endlich im Gespräch von ihrem Versprechen erfuhr.

Mit diesem sich selbst auferlegten Schwur setzte Gabriele sich dermaßen einer Fremderwartung aus, dass ihr eigener „Trotzkopf" ihr immer wieder einen Strich durch die Rechnung machte.

Als Gabriele endlich begriff, dass sie rauchte, weil sie versprochen hatte, es nicht zu tun – sich also selbst unter Druck setzte, gegen den sie sich dann heimlich wieder wehrte – fing sie an zu weinen. Sie erzählte mir, dass sie für ihre Kinder doch unbedingt gesund sein wolle.

Aber wie wir beim Thema „Disziplinlosigkeit" schon gehört haben: Man kann nicht für andere zum Nichtraucher werden.

Ich bat sie, dass sie ihre Familie einweihen solle und künftig möglichst niemals wieder ein Versprechen geben dürfe, das einzuhalten sie nicht garantieren könne.

Heute weiß ihre Familie, dass Gabriele noch jahrelang heimlich geraucht hatte. Doch genau deswegen konnte sie endlich damit aufhören.

Jetzt ist sie nicht nur gesund, sondern auch erleichtert und glücklich.

Wissen macht entscheidungsfrei!

Name:	Chantal Völker
Alter:	30 Jahre
Beruf:	Journalistin
Konsum:	20 bis 25 Zigaretten täglich

Chantal kam zu mir in die Praxis (damals noch in meiner Heimat Dortmund), um als Journalistin meinen Ansatz zu testen. Das ist ihr Bericht:

„Nikotin macht nicht süchtig"
Nichtrauchen mit neuer Hypnose-Methode aus Dortmund
(Hellweger Anzeiger – Februar 2005)

Einen nigelnagelneuen Mittelklassewagen oder vielleicht eine dreimonatige Weltreise? Könnte ich mir locker leisten, hätte ich die vergangenen zehn Jahre mein Geld nicht täglich in Zigaretten investiert. Bei mehr als einer Schachtel pro Tag kommt eben einiges zusammen – mal ganz abgesehen von schlechter Haut, höherem Herzinfarktrisiko und Atembeschwerden. Warum also Rauchen? Langeweile, Stress, Gewohnheit, körperliche Sucht? „Alles vorgeschobene Gründe, besonders der letzte. Denn: Nikotin macht nicht süchtig", sagt der Dortmunder Diplom-Pädagoge Andreas Winter.

Und warum scheiterten dann alle meine bisherigen Versuche, die Qualmerei sein zu lassen? Erster Versuch – Aufhören mittels Entspannung bei einem Wellness-Urlaub inklusive Ayurveda, Yoga, Spaziergängen, Sauna, Massagen und allem Zip und Zap. Nicht zu rauchen war dabei nicht mal so schwer. Kaum aus dem Urlaub zurück, stand allerdings schon der erste Arbeitsstress an und damit auch die obligatorische Zigarette.

Zweiter Versuch – Nikotinpflaster. Gepaart mit dem Willen, nicht mehr morgens hustend aufzuwachen, waren die Dinger gar nicht schlecht. Eine Woche hat's gedauert und beim dritten Glas Rotwein war die Fluppe wieder am Start. Wenn auch mit großem Schwindelgefühl.

Dritter Versuch – der reine Wille. Keine Kaugummis, keine Akupunktur, keine Seminare. Einfach das pure AUFHÖREN WOLLEN. Drei Wochen und sieben Nervenzusammenbrüche später bekam ich Zigaretten geschenkt, um wieder ganz die „Alte" zu werden und bitte, bitte weniger reizbar.

Nikotin macht also nicht süchtig? Warum ist der Schmacht dann so enorm groß und warum, Herr Winter, glaube ich, nach ein paar Stunden wahnsinnig zu werden, wenn ich mir keine Zigarette anzünden darf? Und warum muss ich – wenn ich schon nicht rauche – andauernd irgendwas anderes mit meinen Händen tun?

Der Pädagoge holt etwas aus: „Das lässt sich nicht in einem Satz beantworten. Jeder hört täglich mühelos mit dem Rauchen auf – und zwar, wenn er zu Bett geht. Keiner stellt sich den Wecker, um zu rauchen. Wer glaubt, jede Stunde rauchen zu müssen, würde demzufolge nachts aufstehen, um das Pensum zu halten. Das macht aber niemand; ergo braucht der Körper das Nikotin nicht."

Die Psyche müsse dies zunächst einmal verstehen lernen. Vor allen Dingen gelte es, die wahre, individuelle Ursache des Rauchens herauszufinden und dagegen anzugehen, um eben nicht mehr qualmen zu müssen. So weit, so gut, sogar verstanden. Aber wie soll das funktionieren? „Mittels der so genannten PowerScout-Methode. Eine Mischung aus Persönlichkeitsanalyse, neurolinguistischer Programmierung (= Technik, die eingefahrene Verhaltensmuster aufdeckt und verändert) und Hypnose."

Dann mal los: Am Anfang steht die Persönlichkeitsanalyse: Seelenstriptease ist nicht nötig. Die komplette Lebensgeschichte zu offenbaren lenkt offenbar davon ab, sich auf die spezielle Problemlösung zu konzentrieren. Lediglich ein paar Angaben zum Alter, Namen und zur Familienbeziehung sind zu leisten. Daraufhin erzählt Andreas Winter viel und ausführlich und beobachtet mein Verhalten, während ich zuhöre.

Er erzählt Anekdoten über das Rauchen, über vermeintliche Gründe dafür, über Alternativen, über interessante Studien und die Tabakindustrie im Allgemeinen und Speziellen. Der entspannte Teil kommt nach dem Monolog: Andreas Winter versetzt mich in Hypnose. Während er noch von zehn herunterzählt, denke ich: „Das klappt niemals", bevor mir tatsächlich die Augen zufallen. Unter anderem durchlebe ich meinen ersten Schultag und kann sogar den Inhalt meiner Schultüte aufzählen.

Und: Andreas Winter hilft mir, im Unterbewussten den Grund zu finden, warum ich rauche. Aus der Trance erwacht, kann ich immer noch nicht an den Erfolg glauben. Ich verabschiedete mich, ging die Treppen hinunter und wunderte mich, keine Lust auf eine Zigarette zu haben. Ich ging nach Hause und wunderte mich, keine Lust auf eine Zigarette zu haben. Ich ging zur Arbeit, zur Kneipe, zur Disko, zu Vernissagen. Ich lachte, weinte, amüsierte mich, stritt, war mal entspannt, mal gestresst und wunderte mich, keine Lust auf eine Zigarette zu haben.

Vier Wochen ist die zweistündige Sitzung nun her. Meine letzte Zigarettenpackung durfte und sollte ich übrigens laut Andreas Winter behalten – und mir ruhig eine anzünden, wenn ich möchte. Hab ich auch getan – um bestätigt zu wissen, dass sie mir nicht mal mehr schmeckt. Und – ganz wichtig – um mal Pause zu machen, brauche ich keine Zigarette mehr. Zurücklehnen – tief durchatmen und Augen schließen bewirkt manchmal Wunder.

Nachtrag von mir: Nach einem Vierteljahr fing Chantal Völker zwar für eine Weile das regelmäßige Rauchen wieder an, konnte aber nach einem Telefonat mit mir in Zukunft auch wieder mühelos darauf verzichten.

Bedenken Sie bitte: Wenn es keinen nennenswerten Leidensdruck gibt, gibt es auch keinen Grund für eine Verhaltensänderung.

Beispiel: Viele von Ihnen trinken täglich Kaffee. Braucht Ihr Körper das? Nein! Hat Kaffee für Sie irgendeinen Vorteil, den ein anderes Nahrungsmittel nicht hat? Nein. Also, warum sollten Sie dann damit aufhören? Wenn Sie Herz-Kreislauf- und Magenprobleme hätten, dann hätten Sie vielleicht einen Grund, für eine Weile abstinent zu sein. Aber ohne Leidensdruck?

Und kommen Sie mir jetzt bloß nicht damit, dass Sie koffeinsüchtig wären ...!

Ich will nicht nichtrauchen!

Name:	Rudi Pistilli
Alter:	42 Jahre
Beruf:	Journalist
Konsum:	30 bis 40 Zigaretten täglich

Rudi Pistilli ist ebenfalls Journalist und bekam von seiner Redaktion den Auftrag, meine Methode zu testen und darüber zu schreiben:

In Trance zum Nichtraucher
(Westfalenpost – Februar 2005)

Dortmund. Mir ist schon mulmig zumute. Soll ich mich hypnotisieren lassen? Die Werbung des Powerscout-Wellness-Coaching-Teams erleichtert meine Entscheidung: „Raucherentwöhnung nach bereits einer dreistündigen Einzelsitzung. Preis erschwinglich. Erfolgsquote über 90 Prozent." Wer so vollmundig wirbt, muss getestet werden. Eine Gemeinheit, die ich mir ausgedacht habe, lässt all meine Zweifel in Luft aufgehen. Ich nehme mir fest vor, sofort nach der Sitzung wieder eine Zigarette anzuzünden ...

Ein hagerer Mann empfängt mich. Keine stechenden Augen, Andreas Winter wirkt sympathisch. Palmen stehen in der „Praxis", eine kleine Oase mitten im Dortmunder Großstadtdschungel. Der Diplom-Pädagoge, der gemeinsam mit einem Team aus Ärzten und Psychologen Powerscout leitet, kommt gleich zur Sache.

Zwei Stunden dauert das Informationsgespräch vor der Hypnose. Winter erzählt mir etwas über Physik. Auch damit habe sein Erfolg bei der Raucherentwöhnung zu tun. Seine These lautet: „Rauchen ist keine Sucht, weder körperlich noch mental!" Rauchen sei eine Ersatzhandlung. Eine „Befreiung" habe mit Erkenntnis und Zielsetzung zu tun. Man kann Winters Logik gut folgen. Meine Skepsis bleibt.

Seit drei Minuten sitze ich im Hypnose-Sessel. Ob es funktioniert? Hypnose klappt ja nicht bei jedem. Immerhin, Winters sanfte Stimme hat es geschafft, mich in einen angenehmen Zustand zu versetzen. Seine Sätze wirken schnell. „Sie sind entspannt. Sie gehen durch einen Wald. Sie hören das Rauschen der Blätter ..." Meine Augen sind geschlossen. Eine Schwere drückt auf meinen Körper. Meditationsmusik aus den Lautsprechern begleitet Winters monotone Stimme.

Vor wenigen Minuten habe ich noch aneinanderschlagende Eisenkugeln fixiert, jetzt drohe ich einzuschlafen. Aber ich bin Herr meiner Sinne. Ich habe es geahnt. Etwa 10 Prozent der Menschen sind für Hypnose unempfänglich. Und ich gehöre anscheinend dazu. Ich habe den Gedanken kaum zu Ende gedacht, da werden die Glieder schwer wie Blei. Eine innere Ruhe breitet sich aus. Ich höre nicht mehr die Autos auf der Straße, alles wie weggeblasen.

Ich beantworte Winters Fragen. „Sie befinden sich in einem Kino und schauen sich einen Film an. Beschreiben Sie mir den Augenblick, an dem Sie in der letzten Woche nach einer Zigarette geschmachtet haben." Und ich tue es prompt. Eine Bilderflut stürzt auf mich ein. Es ist keine Bewusstlosigkeit, mehr ein Dialog.

Erschreckt und fasziniert zugleich stelle ich fest: Mein linker Arm ignoriert meinen Befehl, sich zu heben. Und es kommt noch dicker: Einiges, was Winter auf einer Kassette aufgenommen hat, kann ich doch nicht gesagt haben. Aber es ist meine Stimme. Winter schlägt mir darauf eine Reise vor, zurück zum ersten Tag in der Grundschule.

Seine Frage lautet: „Beschreiben Sie mir bitte, wie Ihre Lehrerin angezogen ist?" Ich suche nach relevanten Bildern. „Schwarze Stiefel, einen grauen Rock und einen roten Rollkragenpullover – Zopfmuster." Ob es stimmt, ich weiß es nicht. Die meisten Stufen meiner Ich-Reise kann ich allerdings genau nacherzählen. Winter setzt während der Hypnose „kompensierende Anker" gegen die Ersatzhandlung Rauchen.

Und dann kommt der große Moment, auf den ich gewartet habe. Kaum habe ich die „Praxis" verlassen, greife ich in der Fußgängerzone zur Zigarettenschachtel. Aber es geht nicht. Ich kann mich nicht dazu überwinden, mir einen Glimmstängel anzuzünden. Verflixt noch mal – ich weiß noch nicht einmal warum. Auch später im Café ist mir nicht nach rauchen.

Im Auto höre ich noch einmal die „Hypnose-Kassette". Als Winters Stimme von 10 an rückwärts zu zählen beginnt, schalte ich den Rekorder aus. Sicher ist sicher. Bloß nicht bei Tempo 120 einschlafen. Zwei Stunden später zwinge ich mich im Raucherzimmer der Redaktion dazu, zu paffen. Die erste Zigarette schmeckt ganz und gar nicht. Es dauert eine Weile, bis ich das Rauchen wieder „genießen“ kann. Respekt, Herr Winter! Wenn ich es gewollt hätte, es hätte wohl funktioniert ...

Nachtrag von mir: Rudi Pistilli ist zwar mittlerweile überzeugter Nichtraucher, betonte damals in seinem Artikel aber sehr den Hypnoseaspekt. Dies erschien ihm offenbar wichtig, vielleicht weil er glaubte, den Vorgang in der Praxis damit für den Leser etwas interessanter zu schildern. Bedenken Sie, wie abenteuerlich und fast unglaubwürdig die Aussage ist, die ich mache: „Ich rede mit Ihnen und danach müssen Sie nicht mehr rauchen.“ Das klingt doch zunächst nach Selbstüberschätzung oder Größenwahn, nicht wahr? Allerdings konnte ich den Erfolg meines Ansatzes bis zur Drucklegung dieses Buches bereits einige tausend Mal bestätigen. Spüren Sie doch mal kurz in sich hinein: Glauben Sie zu diesem Zeitpunkt noch, dass Sie unbedingt rauchen müssen? Ganz ehrlich: müssen???

Können, ja.

Dürfen, ja.

Aber müssen? Nein! Wahrscheinlich sind Sie nun schon Nichtraucher. Aber ein paar Kleinigkeiten möchte ich Ihnen dennoch erklären.

Und so geht's weiter

„Was, wenn ich es trotzdem nicht schaffe?", werde ich von meinen Kunden mitten im Termin immer wieder gefragt. „Es gibt kein Schaffen, es gibt nur Verstehen", beruhige ich die Fragenden dann und sage: „Daher ist es wichtig, dass Sie bitte bei allem, was Sie glauben, prüfen, ob es sich auch allgemeingültig beweisen lässt."

Das bedeutet für Sie: Wenn Sie also weiterhin glauben, Sie brauchten eine Zigarette, um die subjektiv erwünschte Wirkung zu spüren, dann stellen Sie sich mal bitte vor, ein Einbrecher weckt Sie nachts aus dem Tiefschlaf, hält Ihnen eine Schusswaffe an den Kopf und zwingt Sie dazu, an seiner angerauchten Zigarette zu ziehen, derweil er droht, abzudrücken.

Was glauben Sie, werden Sie das Gefühl von Erleichterung und Entspannung verspüren? Wohl eher nicht.

Doch was wäre, wenn er Ihnen eine Schlaftablette, ein großes Glas Wodka oder eine Spritze Heroin verabreicht? Werden Sie dann ebenso keine Wirkung verspüren?

Wahrscheinlich doch. Also: Sie können die Wirkung einer Zigarette jederzeit selbst erzeugen. Dazu brauchen Sie keine Zigarette, sondern nur den Mut, sich wirklich mündig und erwachsen zu fühlen, nicht wie das Opfer von Erwartungen.

Denken Sie an die Worte von Chantal Völker: „Zurücklehnen – tief durchatmen und Augen schließen (oder den Blick entspannen, A. W.) bewirkt manchmal Wunder." Denn genau das ist es doch, was Sie bislang beim Rauchen getan haben, und das müssen Sie natürlich auch weiterhin tun.

Das Gleiche macht übrigens ein Schüler, wenn bei einer anstrengenden Unterrichtsstunde die Pausenglocke läutet. Er lockert seine Haltung und atmet erleichtert tief durch. Das Einatmen von Gift ist dafür nicht nötig.

Abgesehen davon werden Sie wahrscheinlich sehr stolz und glücklich sein, wenn Sie merken, dass Sie in einer Situation, in der Sie bislang geraucht haben, keinen Glimmstängel anzünden müssen. Genießen Sie diesen kleinen Vorsprung, den Sie nun den Rauchern gegenüber haben – es ist völlig erlaubt, sich nach einer solchen Befreiungsaktion auch mal ein wenig überlegen zu fühlen, um den Sieg über die Zigaretten zu feiern. Wenn Sie nach der Lektüre dieses Buches die hinterlegte Video-Datei ansehen, werden Sie dabei spüren können, wie gut es sich anfühlt, auch einmal auf sich selbst etwas stolz zu sein.

Entzugserscheinungen – oder was?

Der Wunsch nach Selbstbestimmtheit ist es also, welcher den Auslöser für das Rauchverlangen bildet. Dies führt uns auch direkt zu den gefürchteten scheinbaren Entzugserscheinungen.

Wenn Sie, wie vielleicht schon x-mal in der Vergangenheit, die Zigaretten weglassen, ohne die Wirkung einer Zigarette weiterhin zu erzeugen, dann könnten Sie unter Umständen etwas erleben, das gemeinhin für Entzugserscheinungen gehalten werden kann, die natürlich keine sind, aber dennoch einen ganz realen Hintergrund haben: Gereiztheit, Nervosität, Kopfschmerz, Herzrasen ... – die Palette reicht von A bis Z. Wären das Entzugserscheinungen, hätten Sie die auch nachts, wenn Sie schlafen, und würden davon wach werden. Das, was wir immer als Entzugserscheinungen bezeichnen, ist schlichtweg eine Überforderungsreaktion, weil Sie sich einfach nicht dem empfundenen Erwartungsdruck entziehen.

Ihr „Disziplinzentrum“ überanstrengt sich und fordert eine „Auszeit“. Ihre Symptome (und die sind nicht eingebildet, die sind echt – aber eben psychogen) zeigen Ihnen einfach nur, was Sie falsch machen, und zwingen Sie dazu, mal für einen Moment sich nur um Ihre eigenen Bedürfnisse zu kümmern.

Wenn ein Raucher einfach nur abstinent ist, dann gibt er dem Abschaltmechanismus des Gehirns bei Überforderung nicht statt und fühlt sich nach ein paar Minuten wie eine Ratte in der Käfigecke. Um so etwas zu erleben, muss man kein Ex-Raucher sein – das geht jedem Menschen so, den man unter Druck setzt. Nur, der Ex-Raucher denkt ein paar Tage lang, er könne nur „abschalten“, wenn er raucht, weil er übersieht, worum es beim Rauchen wirklich geht.

Meine Verlagskollegin Petra Neumayer hat es in ihrem Buch „Natürlich rauchfrei!“ treffend auf den Punkt gebracht. Sie schreibt: „Viele werden mich jetzt für verrückt halten, jedoch empfehle ich in der ersten Zeit der Rauchabstinenz auch das ‚Luftzigarettenrauchen‘ ...!“ Nein, liebe Petra, du bist nicht verrückt, sondern hast es genau erfasst! Darum geht’s. Das Luftzigarettenrauchen macht der Nichtraucher übrigens auch, allerdings etwas weniger deutlich und sein Leben lang schon. Für zwei Sekunden den Blick entspannen, tief durchatmen und sich alle Erwartungen mal den Buckel runterrutschen lassen – hierdurch erfährt das überanstrengte Hirnareal eine kleine Unterbrechung, kühlt ab und der vorhandene Sauerstoff reicht wieder aus. Dies erzeugt sofort ein Erleichterungsgefühl. Tja, und das ist dann auch schon alles. Genau deshalb ist es ja auch so banal einfach, das Rauchen einfach sein zu lassen.

Also noch einmal: Nicht einfach das Rauchen sein lassen, sondern nur die Zigaretten weglassen. Den Rest machen Sie bitte weiterhin – wie der Nichtraucher auch.

Ein anderer Autorenkollege, der international bekannte Seminarleiter für gesundheitliche Themen, Christian Opitz, schreibt in seinem aktuellen Buch „Befreite Atmung"[5] auf einigen Seiten über meinen Ansatz und darüber, dass seine Klienten, die vom Rauchen nicht loskamen, allesamt zum Nichtraucher wurden, nachdem er sie an mich verwiesen hatte. Opitz ist ebenso wie ich davon überzeugt, dass Rauchen keine Sucht erzeugen kann.

Warum Sie hiermit sogar schlanker werden können

„Was ist, wenn ich durch das Nichtrauchen fett werde?", ist eine weitere bange Frage, die ich oft höre. „Müssen Sie nicht!", antworte ich immer ganz gelassen. Es gibt zwei Gründe, warum ein Mensch zunimmt, wenn er aufhört zu rauchen. Der erste ist der, dass er schlichtweg den einen Zwang durch den anderen ersetzt, also anstelle zu rauchen dann einfach (bei gleichem Energieverbrauch) mehr isst, um sich in Ruhe zu lassen oder sich belohnt und mündig zu fühlen. Das kann Ihnen nun nicht mehr passieren, denn Sie wissen ja jetzt: Den Blick entspannen, tief durchatmen, sich für ein paar Sekunden mutig gegen das Schlechte Gewissen auflehnen und sich „alle Erwartungen den Buckel runterrutschen lassen" reicht.

Der andere Grund ist eine Autosuggestion: Solange Sie glauben, dass Sie dick werden, werden Sie das auch. Doch glauben Sie bitte niemals etwas, das Sie nicht beweisen kön-

5) Befreite Atmung, Lebensenergie und Wohlbefinden fördern mit entspanntem natürlichem Atem, Hans-Nietsch-Verlag 2012

nen. Sobald Sie nämlich aufhören, Ihren Körper mit einigen tausend Giften zu belasten, funktioniert der endlich wieder besser und wird gesünder. Ein unbelasteter Körper hat einen gesünderen Stoffwechsel. Das heißt, was der Körper nicht braucht, kann er auch schneller und gründlicher wieder herausbefördern.

Wenn Sie sich für das Thema Gewichtsreduktion interessieren und wissen möchten, wie man ganz einfach abnimmt, sehen Sie sich meine DVD „Abnehmen ist leichter als Zunehmen" an oder lesen Sie meine gleichnamigen Bücher.

Trotz: Ihr größter Feind sind Sie selbst

Es gibt nicht nur Menschen, die nach einer Herzoperation oder nach Entfernung eines Lungenflügels wieder rauchen, sondern selbst ich erlebe in meiner Praxis auch, dass es immer wieder Menschen gibt, die trotz eines dreistündigen Termins zur Änderung des Rauchverhaltens aus dem Gebäude gehen und sofort wieder rauchen. Hier steckt eine Angst dahinter, die bislang noch keine psychiatrische Klassifizierung erfahren hat: Diese Angst heißt „Trotz".

Ich definiere „Trotz" als eine *erhöhte unreflektierte Widerstandsbereitschaft in psychischer Dauerreaktion auf permanente Bevormundung im Kindesalter.*

Und da wir fast alle in der Kindheit mehr oder weniger bevormundet werden, wird Trotz daher zu einer Volkskrankheit – ohne je als Krankheit eingestuft worden zu sein. Diese fehlende Klassifizierung wiederum liegt wahrscheinlich nicht an dem modernen Ansatz, den ich auch vertrete (welcher lautet: Die Psyche kann gar nicht krank werden, sondern bestenfalls unnachhaltige Konzepte verfolgen), sondern wohl eher daran, dass dieses psychopathologische Erscheinungsbild von der klassischen Psychotherapie glatt übersehen wurde.

Was macht einen trotzigen Menschen aus?

Mit der erhöhten Widerstandsbereitschaft wehrt sich ein trotziger Mensch gegen alles, was als Bevormundung empfunden wird. Ratschläge gehören ebenso dazu wie Bitten, Appelle und unausgesprochene Erwartungen.

Ein trotziger Mensch will nicht sein Ziel erreichen, sondern das Gegenteil dessen, was von ihm erwartet wird, um seine Entscheidungsfreiheit zu verteidigen. Und wenn diese Fremderwartung, die noch nicht einmal der objektiven Realität entsprechen muss – der Glaube an die Erwartung reicht –, zudem auch noch der ursprünglichen eigenen Zielsetzung gleichkommt, wie etwa „hör doch mal auf zu rauchen", dann wehrt sich der Trotzkopf sogar gegen seine eigenen Ziele – Hauptsache, er verteidigt seine Entscheidungsfreiheit und fühlt sich nicht bevormundet.

Das Tückische ist natürlich, dass gerade ein trotziger Mensch zum Spielball der Erwartungen geworden ist: Man braucht nur einfach das Gegenteil der eigenen Absicht als Erwartung an ihn zu stellen, und wenn der Trotzkopf diese Erwartung für authentisch erachtet, wehrt er sich dagegen und tut das Konträre.

Überlegen Sie also bitte, ob jemand von Ihnen erwarten könnte, dass Sie nach dem Lesen dieses Buches nicht mehr rauchen – und schenken Sie diesem Menschen seinen Triumph. Hauptsache, Sie sind rauchfrei.

Schlussfolgerungen

Die hier nun vorliegenden Ausführungen führen in ihrer Konsequenz zu der Erkenntnis, dass alle bisherigen bekannten Methoden zur Rauchentwöhnung schlichtweg ungeeignet sind, ein als Sucht behandeltes Rauchverhalten vollständig, also rückfallfrei aufzulösen. Eine Konditionierung hingegen ist mit bloßer Erkenntnis durch Reflexion mühelos aufzulösen, weil der Verstand nun künftig das bisher Unterbewusste kontrollieren beziehungsweise unterdrücken kann (siehe Kapitel „Disziplinlosigkeit").

Die obigen Überlegungen gelten übrigens auch für den Alkoholismus. Wie man diesen Teufel austreibt, ohne dabei durchzudrehen, und vor allem schnell und einfach, beschreibe ich in meinem Buch „Der Geist aus der Flasche".

Meine Erfahrungen sind öffentlich und nachvollziehbar. Ein jeder Mensch kann an sich selbst beweisen, dass er vom Konsum irgendeiner unserer legalen Alltagsdrogen nicht süchtig wird. Doch täglich geschieht unsägliches Leid in den Familien, Kliniken und Arbeitsstellen durch den verzweifelten Kampf gegen Zwangshandlungen wie Rauchen und Trinken. Dieser Kampf kann nicht mit Medikamenten oder Appellen an die Disziplin gewonnen werden, sondern nur mit dem gründlichen Verstehen der Hintergründe des Verhaltens. In unserer Gesellschaft muss ein Umdenkprozess stattfinden, in dessen Folge beispielsweise sowohl die juristischen Bemühungen in Suchtprozessen einen neuen Standpunkt erhalten als auch die pharmazeutische Industrie ein Segment ersatzlos an die pädagogische Psychologie verliert. Ebenso dürfte sich die Forderung nach wirkungsbeschreibender Werbung für

Zigaretten von selbst erledigt haben. Suggestivbotschaften, die über die physiologische, gefäßverengende Wirkung hinausgehen, sind schlichtweg irreführend.

Warnhinweise auf den Packungen

Meiner Ansicht nach sollte auf den Zigarettenpackungen nicht stehen, dass Rauchen tödlich sein kann – dies bekräftigt doch noch den Anreiz des selbstwertgestörten Rauchers, der damit zeigt, dass er keine Angst vor dem Tod hat. Rauchverbote in Gastronomie, Ämtern und Bahnhöfen schützen zwar den Nichtraucher, signalisieren aber dem Raucher erst recht, dass er bevormundet wird und durch das Rauchen seine Freiheit wiedererlangt. Auch der Hinweis, dass Rauchen eine Sucht erzeugt, ist meiner Ansicht nach das Dümmste, was ein Verbraucherschützer schreiben kann.

Ich glaube, folgende Aufdrucke wären besser geeignet, um bei Rauchern Bewussteinswandel zu erzeugen:

→ Sie können jederzeit aufhören zu rauchen.
→ Nikotin macht nicht süchtig.
→ Wer raucht, ist ein Feigling.
→ Rauchen ist eine Konditionierung.
→ Echte Helden rauchen nur sonntags.
→ Wer raucht, überspielt Komplexe.
→ Sie können auch ohne Zigarette Pause machen.
→ Nikotin erzeugt keine Erleichterungswirkung.
→ Raucher sind Marionetten der Tabakbosse.

Was meinen Sie, wäre dies nicht wesentlich hilfreicher, um die Zigaretten zu entmachten und das Image des coolen Cowboys zu zerstören? Irgendwann würden dann nur noch Zigaretten aus reinen Genussgründen – und daher in geringen Mengen – konsumiert werden.

Solange allerdings noch die ideologische Strömung der von der Politik kräftig unterstützten Medizinindustrie vorherrscht, brauchen weder Zigarettenhersteller noch Pharmaunternehmen, Apotheker oder Präparate zur Entwöhnung verschreibende Ärzte etwas zu befürchten. Solange wir „aufgeklärten" Menschen noch immer denken, dass Gedanken, also Informationen, nur „Schall und Rauch" sind und nichts „Handfestes" bewirken, werden weiterhin Symbole verkauft, deren Wirkung wir selbst erzeugen. Man muss kein Verschwörungstheoretiker sein, um zu begreifen, dass sich zwei der weltgrößten Industriezweige von einem Ideologiewandel nicht „das Geschäft kaputtmachen" lassen wollen und tunlichst dagegensteuern. Nun, das ist verständlich. Doch solange dies mehr als nur Ihr Geld kostet, solange dies auch Menschenleben kostet, sollte man sich sehr gut überlegen, was man künftig für einen Glauben verbreitet. Ich rede hier von mindestens fahrlässiger Tötung in Millionen Fällen jährlich.

Überdies belegt eine amerikanische Studie aus dem Jahr 2006 von Bartecci, Alsever und Nevin-Woods, dass bereits wenige Monate nach Beendigung des Passivrauchens das Herzinfarktrisiko um fast 30 Prozent sank. Nun, liebe Politiker, da Sie jetzt wissen, wie banal einfach es ist, das Rauchen sein zu lassen, wird es höchste Zeit, die Nötigung zum Passivrauchen durch Raucher als Körperverletzung unter Strafe zu stellen. Wer durch seine Qualmerei andere zum Mitrauchen zwingt, beschränkt die Freiheit seiner Mitmenschen – und hat noch nicht einmal etwas davon. Da ich einmal Einblick in die nachrichtendienstliche Informationsbeschaffung der Bundesregierung bekommen konnte – so gut wie jede im In- und Ausland veröffentlichte Zeitungsmeldung wird von einer ganzen Reihe von Fachkräften ausgewertet und zusammenfassend den jeweiligen Ressorts zur Verfügung gestellt – gehe ich so weit und behaupte, dass unsere Gesundheitsminister Mittäter sind – Mittäter am millionenfachen vermeidbaren Chemotherapietod ihrer rauchenden Mitmenschen!

Ich denke, jeder Arzt, Apotheker und Pharmakologe, jeder Journalist, Autor und jeder Lehrer, jeder Vater und jede Mutter sollte sich seiner oder ihrer Verantwortung bewusst werden, denn eines Tages – vielleicht schon in zehn Jahren, so hoffe ich – wird sich herumgesprochen haben, dass Millionen von Menschen unnötig früh und qualvoll gestorben sind, nur weil wir sie etwas Falsches glauben gemacht haben, obwohl wir es hätten besser wissen können, spätestens seit diesem Buch, aber eigentlich schon seit Langem:

William Campbell, Vorstandsvorsitzender des Zigarettenherstellers Philip Morris, sagte bei einer Anhörung der Vorstandsvorsitzenden der sieben größten Tabakkonzerne der Welt vor dem amerikanischen Kongress: „Ich schwöre, ich glaube, dass Nikotin nicht abhängig macht." 1996 beteuert BAT (British American Tobacco, einer der größten Hersteller) öffentlich: „Wir haben nichts verheimlicht ... wir haben keine interne Forschung, die beweist, dass Rauchen abhängig macht."

Ich sage nur: Wer glaubt denn schon dem Teufel? Campbell kann getrost die Wahrheit sagen, weil er weiß, dass wir denken, er lügt. Das große Problem ist meiner Ansicht nach nicht, dass die „böse Zigarettenindustrie" uns Gift verkauft, sondern dass uns die Schulmedizin aufgrund eines falschen Suchtansatzes suggeriert, es wäre schwierig, mit dem Rauchen aufzuhören.

Abschließendes

Wissenschaftler, die nicht wissen wollen

Als ich im Jahre 2001 zum ersten Mal darauf gestoßen bin, dass die bisherige Suchttheorie glatt falsch sein könnte, begann ich mit meiner Forschung. Im Laufe der nächsten Monate fand ich Hunderte von Probanden, die mit meinen Ausführungen ihr eigenes Rauchverhalten reflektierten und tatsächlich das Rauchen steuern, also auch einfach lassen konnten. Die Erfolgsquote stieg damals, im Jahr 2002, schon auf traumhafte 85 Prozent an (heute geht sie gegen 100 Prozent).

Höchste Zeit, dachte ich, einen Universitätsprofessor dafür zu begeistern, mich bei meiner Forschung zu unterstützen.

Als ich von Professor Dr. Dirk Revenstorf an der Universität Tübingen hörte, der sich sehr viel mit Raucherentwöhnung unter Hypnose beschäftigt und eine anerkannte Autorität auf diesem Gebiet ist, dachte ich, genau den Richtigen gefunden zu haben. Ich schrieb ihn an, doch die Briefe blieben leider ohne Antwort. Nun, meine Theorie ist vielleicht doch zu wenig wissenschaftlich begründet, dachte ich. Vielleicht müsste ich an einer anderen Stelle anfangen, mir Gehör zu verschaffen.

So schrieb ich im September 2003 eine Mail an die damalige Unterreferatsleiterin im Suchtreferat des Bundesgesundheitsministeriums, Frau Dr. Martina Schöps, um sie von meinem Ansatz in Kenntnis zu setzen. Ich wurde tatsächlich von ihr eingeladen, meine These vorzutragen. Und siehe da: Sie und ihre Chefin, beide Medizinerinnen, machten zwar den Eindruck, als seien sie sich nicht 100-prozentig sicher, ob sie meinen Ausführungen wirklich glauben durften (schließlich spazierte ich da mit meinen Mitarbeitern ins Ministerium und verkündete: „Die ganze Welt irrt sich: Nikotin macht nicht süchtig". Genauso gut hätte ich auch zu Papst Innozenz sagen können: „Die Welt ist keine Scheibe, sondern eine Kugel."), aber sie ermutigten mich, meine Forschung voranzutreiben und zu veröffentlichen.

Dies erwies sich als nicht ganz so einfach, denn ich hatte die Rechnung ohne die ideologischen Scheuklappen der etablierten Medizin und Psychologie gemacht. Welchen Professor auch immer ich ansprach, er argumentierte mit der Killerphrase: „Was nicht in den Lehrbüchern steht, kann auch so nicht sein."

Klartext: „... das will ich dann auch nicht wissen."

Da der Anspruch von Forschung aber der ist, über bisherige wissenschaftliche Erkenntnisse und Ergebnisse hinauszugehen, sind wir darauf angewiesen, dass sich ein Wissenschaftler – ungeachtet des Alters oder des Ansehens – seine Offenheit, seine Neugier, seinen wachen und kritischen Forschergeist bewahrt, solange er der Wissenschaft dient.

Nur wenn ein Wissenschaftler den Mut besitzt, bisherige Erkenntnisse kritisch zu prüfen und mit seiner Forschung nicht locker zu lassen, bis alle Paradoxa ausgeräumt sind, erfüllt er diesen Anspruch, nur dann gebührt ihm der aufrichtige Respekt der Weltgemeinschaft, in deren Dienst er stehen sollte.

Untersuchen wir hier einmal ein paar der gängigsten Suchtbeschreibungen.

Kritik an den gängigen Sucht-Definitionen und Lehrmeinungen

WHO (1957):

„Ein Zustand periodischer oder chronischer Vergiftung, hervorgerufen durch den wiederholten Gebrauch einer natürlichen oder synthetischen Droge und gekennzeichnet durch vier Kriterien: ein unbezwingbares Verlangen zur Einnahme und Beschaffung des Mittels, eine Tendenz zur Dosissteigerung (Toleranzerhöhung), die psychische und meist auch physische Abhängigkeit von der Wirkung der Droge, die Schädlichkeit für den Einzelnen und /oder die Gesellschaft."

Mein Kommentar: Warum sollte jemand ein unbezwingbares Verlangen nach einer schädlichen Substanz haben, deren Wirkung er weder merkt noch will?

WHO (1969):

„Ein psychischer und manchmal auch physischer Zustand, der auf einem Zusammenwirken zwischen Individuum und Substanz beruht, gekennzeichnet durch Verhalten und andere Reaktionen, die immer einen Zwang beinhalten, die Droge kontinuierlich oder periodisch zu konsumieren, um ihre psychischen Effekte zu spüren und manchmal auch um die Unannehmlichkeiten der Abwesenheit der Droge zu vermeiden. Toleranz kann, muss aber nicht vorhanden sein."

Mein Kommentar: Ja, was denn nun? Fällt der Apfel nun nach unten, oder fällt er manchmal nach oben? Die obige Definition ist derart unpräzise, dass ich nicht willens bin zu glauben, sie käme von Wissenschaftlern im Dienste der Gesundheit, sondern eher von Pharmavertretern im Dienste ihres Schweizer Bankkontos.

DSM-IV:

„Substanzabhängigkeit: unangepasstes Muster von Substanzgebrauch mit Folge von klinisch bedeutsamer Beeinträchtigung, erfüllt sind mindestens drei der folgenden Kriterien innerhalb eines Zeitraums von zwölf Monaten:

- Toleranzentwicklung (Verlangen nach Dosissteigerung, verminderte Wirkung bei beibehaltener Dosis)
- Entzugssymptome (charakteristisches Entzugssyndrom, Einnahme der gleichen (oder ähnlichen) Substanz zur Linderung)
- häufig längere oder größere Aufnahme als beabsichtigt
- Wunsch/erfolglose Versuche der Konsumkontrolle/-beendigung
- großer Zeitaufwand zur Substanzbeschaffung
- Aufgabe/Einschränkung wichtiger Aktivitäten zugunsten des Konsums
- fortgesetzter Konsum trotz negativer Folgen“

Mein Kommentar: Ja, das klingt schon ganz gut. Trifft auf Heroin zu. Aber „Entzugssymptome“ bei Nikotin? Also alle 20 Minuten, jede Nacht? Nein. Vergessen Sie es! Und das mit der „verminderten Wirkung bei beibehaltener Dosis“ erklären Sie bitte einmal jemandem, der dann eben nicht mehr eine, sondern drei Zigaretten innerhalb von fünf Minuten rauchen soll, um die Wirkung zu erhalten – und holen Sie zur Sicherheit einen Krankenwagen.

Lexikon von A – Z, International Book Sales Establishment Balzers, Liechtenstein:

„Sucht, 1) krankhafter Drang nach dem Genuss eines bestimmten Rauschgifts, z. B. Alkohol, Morphin, Nikotin. Bei Entzug Abstinenzerscheinungen. – 2) krankhaftes Verlangen nach bestimmten Handlungen, z. B. Stehlsucht."

Mein Kommentar: Nikotin soll ein Rauschgift sein? Ach, darum reagieren Passivraucher so komisch, wenn man sie erst jahrelang vollqualmt und dann plötzlich auf Entzug setzt: erst berauscht und dann entzügig. Oder vielleicht ist Nikotin doch keine Rauschdroge und die obige Beschreibung ist einfach Unfug?

http://staff-www.uni-marburg.de/~semihirn/sucht_hirn/20001025.html:

„Psychische Abhängigkeit (nach Eddy et al., 1965): Sie entsteht aus den Erfahrungen des Konsumenten mit den verstärkenden Eigenschaften der Droge, die einen psychischen Trieb induzieren, sich die Droge zu verabreichen, um in den Genuss der angenehmen Effekte zu gelangen und die negativen Effekte zu vermeiden. Mittlerweile gilt die psychische Abhängigkeit als der wichtigere Faktor bei der Aufrechterhaltung einer Sucht im Gegensatz zur physischen Abhängigkeit."

Mein Kommentar: Bingo! Es sind die „Erfahrungen des Konsumenten" und die „angenehmen Effekte" der Droge. Einziges Problem: Wenn innerhalb von Sekunden durch eine einzige Information die Bereitschaft zum Konsum einer Substanz auf Null sinkt, dann kann man ja wohl kaum von „Abhängigkeit" der Psyche sprechen, sondern wohl eher von einer „Konditionierung", wie von mir vorgeschlagen.

Dr. med. Salloch-Vogel:

Der Chefarzt der Inneren Abteilung, Schwerpunkt Abhängigkeitserkrankungen, im Jüdischen Krankenhaus Berlin, spricht von einer „chronischen Vergiftung durch das Suchtmittel", wie die bereits überholte WHO-Definition einmal lautete. Er schließt zudem eine „soziale Vererbung" einer Suchtdisposition nicht aus, obwohl es keine wissenschaftlichen Beweise für diese gibt. Einige Erkenntnisse über Sucht leitet Salloch-Vogel aus der (tierversuchgestützten) Rezeptorforschung ab.

Mein Kommentar: Lesen Sie mein Buch, Herr Doktor, vielleicht können Sie dann auf Tierversuche verzichten.

Prof. Dr. med. Knut-Olaf Haustein:

Der Leiter des Institutes für Nikotinforschung und Raucherentwöhnung und eine anerkannte Kapazität in der Nikotinforschung – schreibt: „Nikotin verfügt über die gleiche Abhängigkeit erzeugende Wirkung wie Alkohol, Kokain und Heroin, jedoch fehlen ihm psychotoxische

Wirkungen. Im Gegensatz zu Alkohol und Heroin kann Nikotin für die Entwöhnungsbehandlung eingesetzt werden."

Mein Kommentar: Der Glockenton des Pawlow'schen Hundes verfügt über die gleiche Abhängigkeit erzeugende Wirkung wie Nikotin. Sorry, Herr Professor, willkommen in der Welt des 21. Jahrhunderts. Der Mensch ist nicht nur ein Klumpen aus Chemikalien, er ist auch lernfähig. Wie sehr, können Sie ja jetzt nach dieser Lektüre beweisen.

ICD-10 Klassifikation:

„Abhängigkeitssyndrom: Gruppe körperlicher, verhaltens- und kognitiver Phänomene, bei denen der Konsum einer Substanz(klasse) Vorrang gegenüber anderen früheren präferierten Verhaltensweisen hat; starker, gelegentlich übermächtiger Wunsch nach Konsum psychotroper Substanzen; evtl. schnellerer Rückfall nach Abstinenzphase als bei Nichtabhängigkeit.
Diagnostische Leitlinien:

- gleichzeitiges Vorliegen von mindestens drei Kriterien in den letzten Jahren:
- starker Wunsch/Zwang, psychotrope Substanzen zu konsumieren
- verminderte Kontrollfähigkeit bezüglich Beginn, Beendigung und Menge des Konsums
- körperliches Entzugssyndrom nach Beendigung/Reduktion
- Nachweis einer Toleranz
- fortschreitende Vernachlässigung anderer Interessen und zunehmender Zeitaufwand zugunsten des Konsums
- anhaltender Konsum trotz eindeutiger schädlicher Folgen"

Mein Kommentar: Allein die Worte „gelegentlich" und „eventuell" bringen derart viel Unschärfe in diese Klassifikation, dass sie allein dadurch schon unwissenschaftlich wird, denn „gelegentlich" verbrennt Feuer meine Haut, macht zu viel Alkohol betrunken und Blausäure tot – und „gelegentlich" nicht, oder wie? Aber es geht noch weiter: Der „Wunsch/Zwang, psychotrope Substanzen zu konsumieren". Wie ist denn die psychotrope Wirkung von Nikotin auf einen Nichtraucher? So wie die Wirkung von Alkohol auf einen Nichttrinker? Nein und nochmals nein: Nikotin ist keine psychotrope Substanz.

Alle Definitionen und Meinungen, bis auf eine, machen Substanzen für den Konsumzwang verantwortlich. Nur die Erklärung von N. B. Eddy, zitiert auf der Internetseite der Universität Marburg, spricht lobenswerterweise von den Erfahrungen, die der Mensch beim Substanzgebrauch macht. Dies ist meiner Ansicht nach die richtige Spur, um zu erklären, wie eine „chronische Vergiftung" einen zwanghaften Zustand psychischer, manchmal auch physischer Art hervorrufen soll. Im Jahre 1965 bestand also bereits die Vermutung, dass es bei einer Sucht eher um die Wirkung und nicht so sehr um den Wirkstoff geht.

Alle anderen Definitionen argumentieren substanzorientiert:

Vorhandene Nikotinrezeptoren sollen bei der Erzeugung einer Tabakabhängigkeit eine Rolle spielen. Der Süchtige erhält durch die Ausschüttung bestimmter Botenstoffe (Serotonin, Endorphine, Dopamin D) ein Gefühl der Befriedigung, welches wiederum dazu führt, weiter zu rauchen. So weit stimme ich überein. Doch diese Vergiftung löst angeblich im Gehirn eine wiederkehrende Appetenz nach dem Suchtstoff aus. Hier kann ich nicht zustimmen, denn geklärt ist damit in keiner Weise, auf welchen primären Reiz hin das Gehirn den Ausstoß von diesen Botenstoffen veranlasst, denn wenn Nikotin hier der kausale Auslöser wäre, würde dieses Gift ausnahmslos bei allen Menschen die gleiche Wirkung – und zwar in unmittelbarer Folge nach Konsum in größtmöglicher Intensität (in Abhängigkeit von der Dosis) – wie etwa beim Alkohol – entwickeln. Nikotin müsste eine fest zu definierende Wirkung auf den Organismus auslösen (wie etwa bei Alkohol), und zwar spürbar deutlicher, je weniger der Organismus an das Gift adaptiert ist. Dies ist nicht der Fall. Die physiologische Wirkung (die es ja zweifellos gibt) müsste aber einhergehen mit der subjektiv empfundenen, ja sogar für das Rauchverhalten zwingend ursächlich sein. Dass diese Ursächlichkeit in keiner Weise zutrifft, habe ich hinreichend dargelegt. Dies ist von höchster Konsequenz für die therapeutische Vorgehensweise.

Daher an dieser Stelle noch einmal mein Vorschlag zur differenzierten Suchtdefinition:

Eine körperliche Sucht ist eine erworbene Abhängigkeit exogener Substanzgabe zur Erhaltung physiologischer Funktionsvorgänge.

Eine psychische Sucht ist dementsprechend *ein rezidivierendes Wirkungsverlangen, das permanent inadäquat beantwortet wird.*

Ergo: Nikotin macht nicht süchtig.

Es stellt sich hier übrigens die interessante Frage, wer erstmals auf die Idee gekommen ist, Nikotin als Suchtstoff zu bezeichnen. Man muss kein Verschwörungstheoretiker sein, um dahinter die ständig nach Heilmitteln forschende Pharma-Lobby zu vermuten.

William Campbell, Chef von Philip Morris, sagte 1996 in der bereits erwähnten Anhörung:

„Diejenigen, die Rauchen als Abhängigkeit bezeichnen, machen dies aus ideologischen, nicht aus wissenschaftlichen Gründen." Dass es den Tabakkonzernen selbstverständlich mehr als gelegen kommt, wenn alle Welt denkt, Nikotin erzeuge eine Abhängigkeit, sei hier abschließend von mir betont. Eine Studie der Medizinerin Lisa Bero von der Universität in San Francisco (UCSF) und der Wirtschaftsexpertin Bhavna Shamasunder zeigt auf, wie sehr Tabakkonzerne in den vergangenen zwanzig Jahren Einfluss auf Anti-Raucher-Kampagnen der Pharmahersteller ausübten und beispielsweise bei einem amerikanischen Hersteller eines Nikotinkaugummis bewirkten, „einen Newsletter für Ärzte und Patienten mit Tipps für ein Beenden der Sucht einzustellen. Anstelle regelmäßiger Informationen wurde die Werbeaktion auf den lapidaren Satz reduziert: ‚Fragen Sie Ihren Arzt, wenn Sie mit dem Rauchen aufhören wollen.' Ähnliches sei Philip Morris mit Werbeaktionen für ein vom Pharmakonzern Ciba-Geigy hergestelltes Nikotinpflaster gelungen", so die Autorinnen der Studie.

Mein Tipp: Achten Sie einmal auf Ihren persönlichen Auslöser für das Rauchen. In welchen Situationen bekommen Sie „Schmacht", also das Gefühl, eine Zigarette rauchen zu müssen? Sie werden in irgendeiner Form Erwartungsdruck registrieren. Machen Sie sich ganz bewusst, warum Sie nun eigentlich eine Raucherpause machen wollen, und dann machen Sie diese Pause, ganz absichtlich und ganz bewusst, aber ohne dabei Qualm einzuatmen! Denn den brauchen Sie für Ihre Raucherpause nicht. Sie brauchen keine Zigarette, sondern das, was Sie damit verbinden: Entscheidungsfreiheit. Das Gefühl, unfrei zu sein, erzeugt Erwartungsdruck. Genau das ist der Grund, warum Raucher beispielsweise nach dem Essen rauchen: Ganz versteckt tobt im Unterbewusstsein das schlechte Gewissen (das ist quasi der Geist der elterlichen Erziehung) und kommandiert: „Fertig gegessen? Dann räum jetzt den Tisch ab und geh wieder an die Arbeit!“ Damit dieser Gedanke keine Macht bekommt, zündet sich der Raucher nun erst einmal eine Zigarette an und signalisiert damit als Antwort ans Gewissen: „Jetzt nicht! Drei Minuten gehören noch mir!“

Nebenbei: Jetzt können Sie sich auch selbst ableiten, warum einige Raucher an Gewicht zunehmen, wenn diese einfach abstinent sind: Die subjektiv empfundene Drucksituation wird nun nicht mehr aufgelöst, der Ex-Raucher baut weiter Stress auf und schüttet Unmengen von Cortisol aus. Sie erinnern sich: Cortisol und Insulin sind die Hauptvoraussetzung für Fettzellenaufbau. Wenn aber ein Raucher auch ohne Zigarette seinen Stress abbaut, wird er sogar noch schlanker (wie Ihnen unsere Kunden bestätigen können).

Es tut mir beinahe leid, dass ich jeden Raucher, vom Bankchef bis zum Spitzenpolitiker, vom coolen Rockstar bis zum renommierten Literaturkritiker, durch das Aufdecken einer Trotzhandlung als „Marionette seiner eigenen Eltern“ entlarve und darlege, dass der Raucher von seinem schlechten Gewissen regiert wird und offenbar eine Selbstwertstörung hat. Aber nur mit dieser Offenheit können Sie sich selbst endlich vom Rauchen befreien. Sie werden damit zu einem Optionsraucher. Das bedeutet, Sie rauchen in der Art, dass Sie nicht mehr aus demselben Grunde rauchen wie vorher, sondern künftig hin und wieder einmal ganz bewusst – und damit nur zu einem Bruchteil so viel wie zuvor, oder eben gar nicht. Das Beste daran aber ist: Sie werden unglaublich stolz auf sich sein, wenn Sie einfach nicht rauchen müssen!

Ist Ihnen das zu einfach? Dann rauchen Sie doch weiter! Eine Ausrede dafür haben Sie aber nun nicht mehr, denn Tausende Menschen konnten bereits bestätigen, was Sie gerade lasen – und Sie können es auch, wenn Sie ehrlich sind.

Danksagung

Ich danke allen Menschen, die mich und meine Arbeit unterstützen, die mir Vertrauen schenken und meine Thesen kritisch prüfen. Ich danke meinen Kunden aus der ganzen Welt, die sich mir anvertrauen. Ich danke allen, die mich weiterbilden, inspirieren oder informieren. Ich danke Gott für den Mut und die Gabe, unerschütterlich zu forschen und zu lehren!

Herzlichen Dank an meine Leser, an interessierte Journalisten und an alle, die mit mir oder für mich arbeiten. Besonderen Dank an mein ganzes Team bei Powerscout Wellness Coaching. Ihr macht mich mit Eurer Arbeit sehr stolz!

Danke an die vielen Menschen in meinen Seminaren, Vorträgen und im Online-Forum www.mankau-verlag.de/forum.

Besonderen Dank an meinen Verleger, Raphael Mankau, der an mich und meine Arbeit glaubt und mir mit seinem Team hilft, mit meinen Büchern viele Menschen zu erreichen.

Danke an Karsten Kuppig (www.westwork-foto.de) für das Autorenfoto und besonderen Dank an Jens Pögel (www.jenspoegel.de) für die Videoarbeit.

Danke an Katharina Winter für die vielen medizinischen Hintergrundinformationen.

Den größten Dank möchte ich meinen Eltern, meiner Familie, meiner Partnerin Carina und meinen Freunden aussprechen! Ohne eure Liebe, Freundschaft, Geduld, Ermutigung, euer Interesse und Vertrauen wären diese Buchseiten leer geblieben.

Mein Erfolg ist euer Verdienst!

Zum Autor

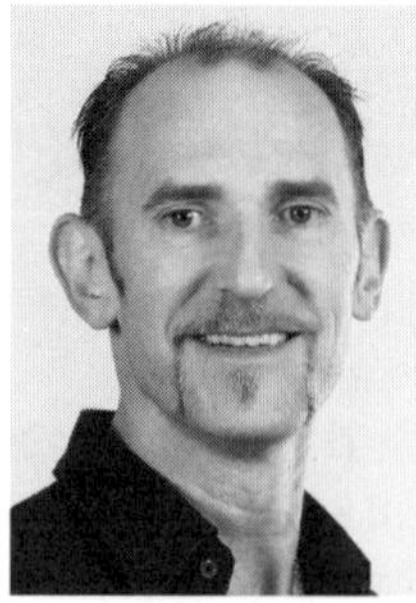

Der Diplom-Pädagoge Andreas Winter (geb. 1966) ist Gründer und Leiter des Institutes Powerscout Wellness Coaching in Iserlohn. Seit 1987 arbeitet er mit Tiefenpsychologie sowie mit therapeutischer Hypnose, seit 2004 bildet er Hypnosetherapeuten aus; seine Klienten kommen aus ganz Europa. Andreas Winter ist Mitglied der Gesellschaft Deutscher Naturforscher und Ärzte.

Mit seinen Büchern will Andreas Winter die breite Öffentlichkeit von seinen wissenschaftlichen Erkenntnissen profitieren lassen. Seine Ratgeber behandeln Gesundheitsthemen aus tiefenpsychologischer Sicht und zeigen dem Leser neue, bislang oft übersehene Aspekte: Welchen Einfluss hat die Psyche wirklich auf Ihren Körper? Welche Macht hat Ihr Unterbewusstsein über Ihr Leben?

Winters Psychocoach-Ansatz umfasst die Techniken der tiefenpsychologischen Analyse, Elemente der Neurolinguistischen Programmierung (NLP) und das Arbeiten mit bildhaften Vorstellungen.

Internetseite des Institutes Powerscout
Wellness Coaching: **www.powerscout.net**

Youtube-Kanal von Andreas Winter
(mit Video zu diesem Buch):
www.youtube.com/Powerscout1

Ausbildung zum Gesundheitsberater

Wenn Sie nach Lektüre des Buches davon überzeugt sind, wie leicht es ist, seine Glaubenssätze zu verändern, wäre es vielleicht interessant für Sie, mit Ihrem Wissen anderen Menschen zu helfen.

Die Grundprinzipien erlernen Sie in einem sehr kompakten und intensiven Kurs bei mir persönlich. Hunderten von Fachleuten und interessierten Laien ist es gelungen, bereits innerhalb der Ausbildung anderen Menschen mit meinem „Werkzeug“ zur Symptomfreiheit zu verhelfen. Die einzige Voraussetzung dafür sind der Wunsch und das Selbstvertrauen, Menschen wirklich zu helfen. Den Fahrplan zur Ausbildung als Gesundheitsberater finden Sie unter www.derPsychocoach.de.

Haben Sie Fragen an Andreas Winter?
Anregungen zum Buch?
Erfahrungen, die Sie mit anderen teilen möchten?

Nutzen Sie unser Internetforum:
www.mankau-verlag.de/forum

Weitere Bücher von Andreas Winter

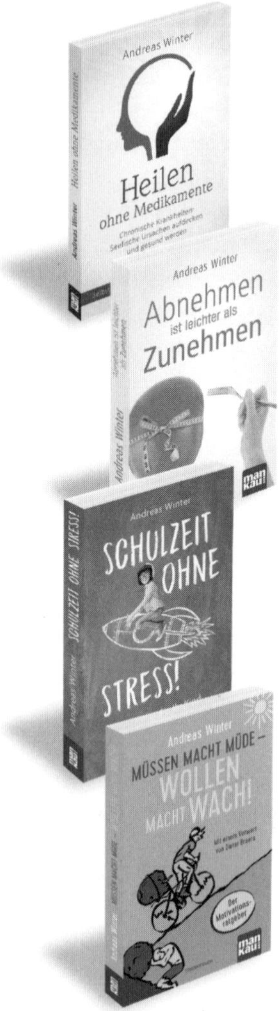

Heilen ohne Medikamente
Chronische Krankheiten: Seelische Ursachen aufdecken und gesund werden. Selbstcoaching in zehn Schritten
ISBN 978-3-86374-190-7

Abnehmen ist leichter als Zunehmen
ISBN 978-3-86374-370-3

Schulzeit ohne Stress!
So stärken Sie Ihr Kind in drei Schritten
ISBN 978-3-86374-580-6

Müssen macht müde – Wollen macht wach! Der Motivationsratgeber
Mit einem Vorwort von Dieter Broers
ISBN 978-3-86374-442-7

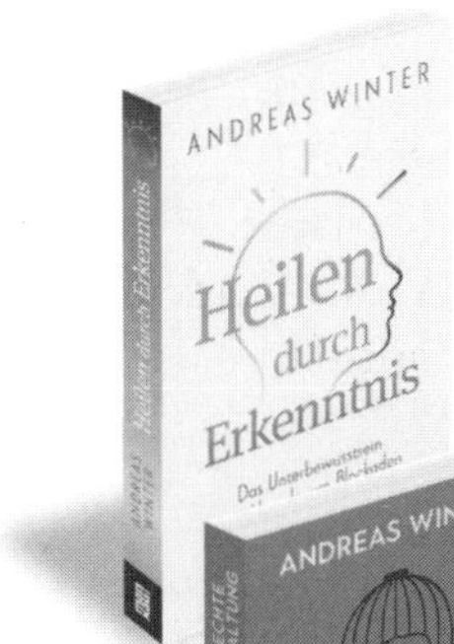

Heilen durch Erkenntnis
Das Unterbewusstsein entschlüsseln, um Blockaden und Symptome aufzulösen
ISBN 978-3-86374-605-6

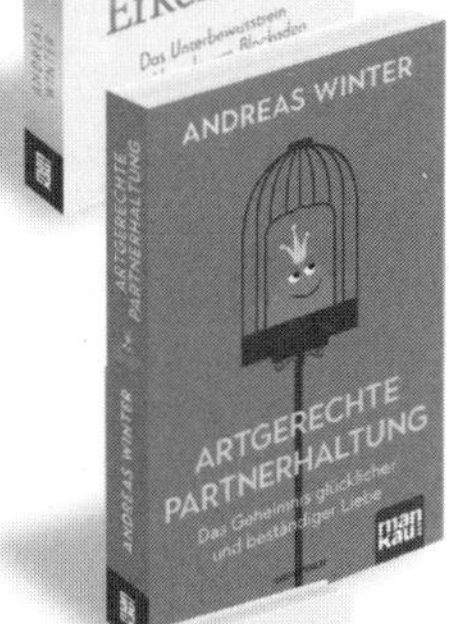

Artgerechte Partnerhaltung
Das Geheimnis glücklicher und beständiger Liebe
ISBN 978-3-86374-508-0

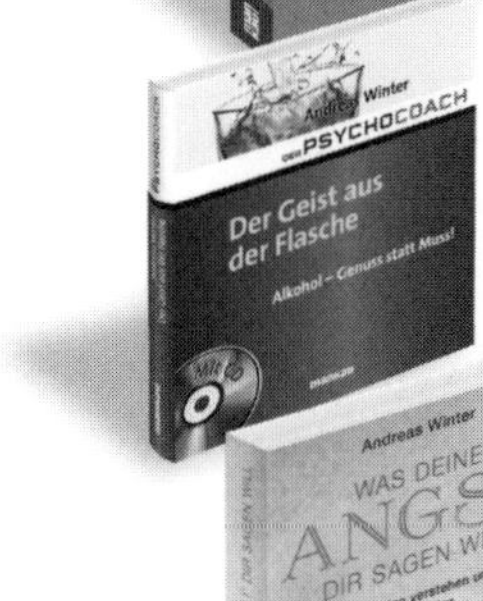

Der Geist aus der Flasche
Alkohol – Genuss statt Muss!
Mit Starthilfe-CD!
ISBN 978-3-938396-17-9

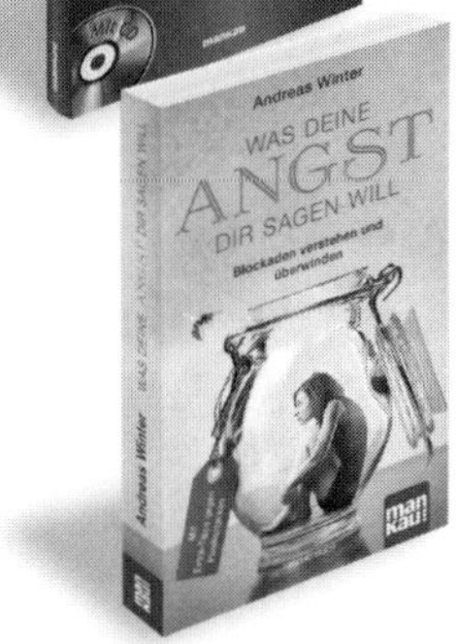

Was deine Angst dir sagen will
Blockaden verstehen und überwinden.
Mit Extra-Tipps gegen Panikattacken
ISBN 978-3-86374-323-9

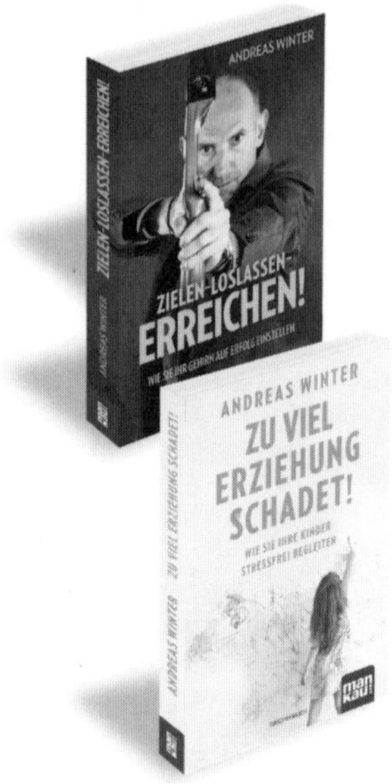

Zielen – loslassen – erreichen!
Wie Sie Ihr Gehirn auf Erfolg einstellen
ISBN 978-3-86374-518-9

Zu viel Erziehung schadet!
Wie Sie Ihre Kinder stressfrei begleiten
ISBN 978-3-86374-489-2

Audio-CDs und DVDs von Andreas Winter

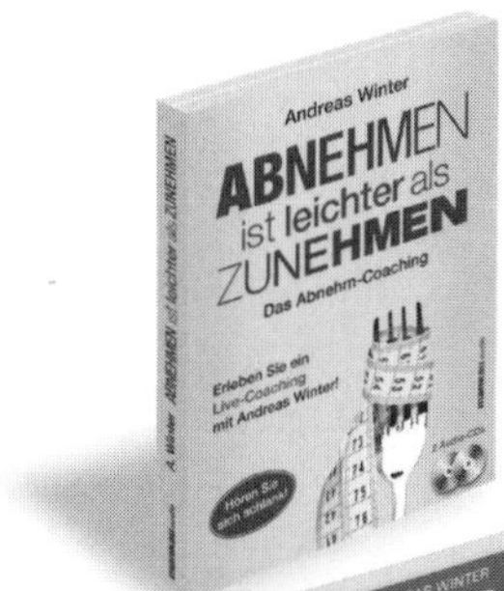

Abnehmen ist leichter als Zunehmen
Das Abnehm-Coaching
Hören Sie sich schlank!
2 Audio-CDs
ISBN 978-3-938396-75-9

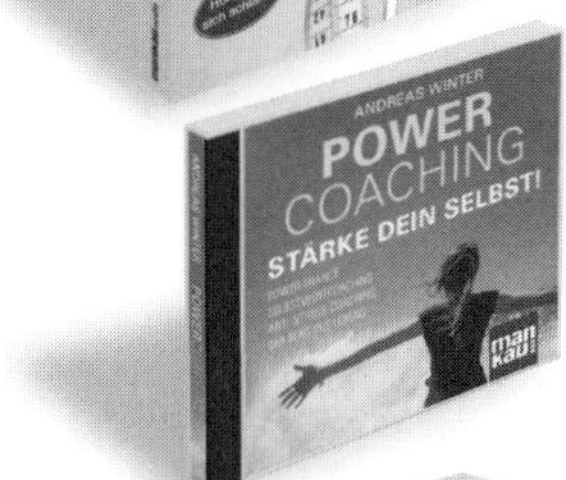

PowerCoaching. Stärke dein Selbst!
Power-Trance – Selbstwertcoaching – Der Berg des Lebens – Anti-Stress-Coaching
ISBN 978-3-86374-593-6

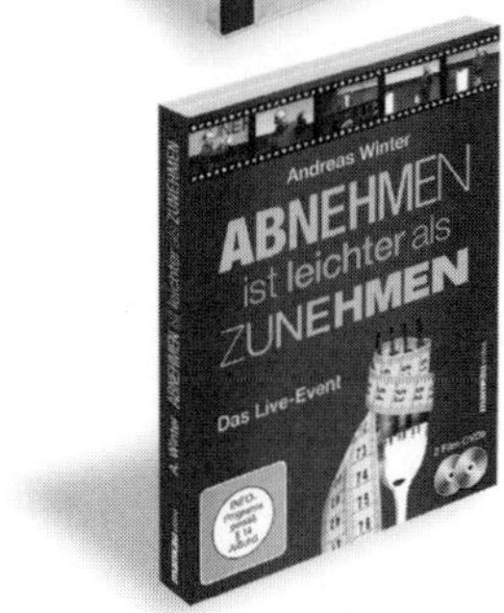

Abnehmen ist leichter als Zunehmen – Das Live-Event
Film-Mitschnitt
aus dem Kongresshaus Zürich
vom 15. März 2012
2 Film-DVDs
ISBN 978-3-86374-067-2

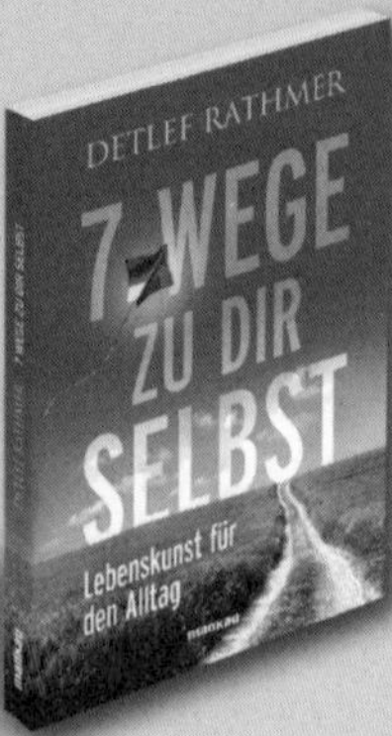

Detlef Rathmer

7 WEGE ZU DIR SELBST

Lebenskunst für den Alltag

9,95 € (D) | 10,30 € (A)
ISBN 978-3-938396-23-0

„Ein inspirierendes Buch, das sich als Wegbegleiter in den unterschiedlichsten Lebenslagen bewährt." büchermenschen

„Ein kleines Büchlein mit großem geistigen Hintergrund! (...) Bei jeder dieser Übungen kommen wir zur Ruhe, alles Drängen hört auf, Glück und Frieden stellen sich ein. Dieses Buch lese ich nun zum 4. Mal – und glauben Sie mir: Ich entdecke immer wieder Neues."
Spiritlive Magazin

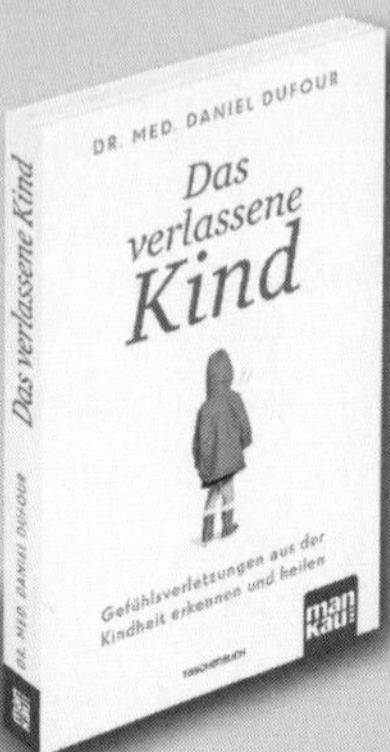

Dr. med. Daniel Dufour

DAS VERLASSENE KIND

Gefühlsverletzungen aus der Kindheit erkennen und heilen

12,90 € (D) | 13,40 € (A)
ISBN 978-3-86374-533-2

„(...) Für Dufour ist ‚Verlassenheit' eine Krankheit, die geheilt werden kann und muss. An den Folgen, hervorgerufen durch das Unterdrücken von Wut über das Verlassensein, leiden viele Patienten: Blasenentzündung, Alkoholismus, Depressionen ... Dufour begreift den Körper als ‚guten Freund', der uns auffordert, ‚Krankheit als Chance' zu verstehen. Er rät dazu, die Denke zum Schweigen zu bringen und Emotionen, auch zornige, zuzulassen." Basler Zeitung

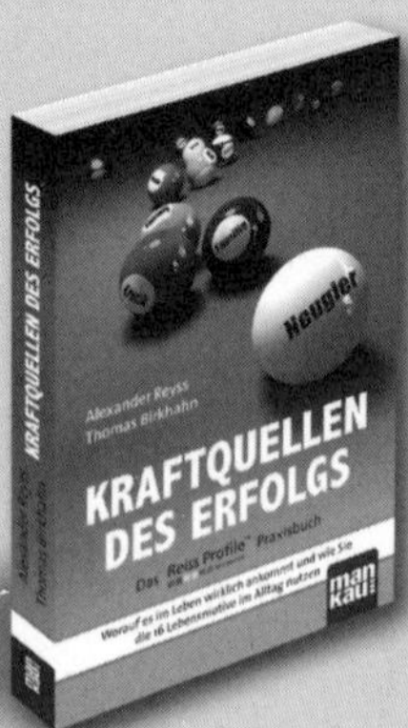

Alexander Reyss / Thomas Birkhahn

KRAFTQUELLEN DES ERFOLGS

Das Reiss Profile Praxisbuch
Worauf es im Leben wirklich ankommt und wie Sie die 16 Lebensmotive im Alltag nutzen

17,95 € (D) | 18,50 € (A)
ISBN 978-3-938396-35-3

„Die beiden Reiss-Profile-Master Alexander Reyss und Thomas Birkhahn haben die Forschungsergebnisse von Steven Reiss mit langjährigen, praxisnahen Erfahrungen kombiniert und führen auf eine abwechslungsreiche und interessante Reise durch alle Gebiete der Lebensgestaltung. Mit praktischen Tipps für die persönliche Lebensgestaltung (...) wird ‚Kraftquellen des Erfolgs' zu einem wertvollen und impulsgebenden Nachschlagewerk und lebensbegleitendem Ratgeber." KGS Berlin

Unsere Bücher erhalten Sie bei Ihrem Buchhändler!
Besuchen Sie auch unsere Internetseite mit Bestellmöglichkeit, Internetforum, Leseproben, Veranstaltungstipps und Newsletter: www.mankau-verlag.de

man kau